糖尿病
ファミリーブック

Family Diabetes Book

保坂嘉之
HOSAKA YOSHIYUKI

幻冬舎MC

糖尿病ファミリーブック

はじめに

糖尿病患者を抱える家族のなかには、患者の血糖値が悪化しないよう食事制限に躍起になっている人がいると思います。糖尿病の良い治療方法を熱心に探している家族もいるかもしれません。

糖尿病が進行すると人工透析になったり、足の切断を余儀なくされたり、失明などの深刻な合併症を招いたりします。実際、患者の診療に家族が同席した際に、医師からそのように警告されることもあると思います。医師から恐ろしいリスクを提示されてしまったのでは、家族が躍起になるのも無理もありません。

しかし家族の想いもむなしく、患者が食事制限を守らない、あるいは守れないことから家族がイライラしたり、口論になったりして、挙げ句の果てに夫婦不和や家庭崩壊に至るケースも珍しくありません。

私はこれまで35年にわたって糖尿病専門医として診療を続けてきました。２００1年には糖尿病を中心とした生活習慣病専門のクリニックを山梨県内に開院し、通算５０００人に及ぶ糖尿病患者を診てきました。また、診療には患者だけでなく、家族が一緒に来ることも珍しくありませんので、多くの家族とも向き合ってきました。

そのような家族に対して、私がはっきりと伝えることがあります。それは、今は昔と違って患者が通院を続けてくれさえすれば、そこまで厳しく食事制限をしなくても重大な合併症は防げるようになったということです。

糖尿病の診療は薬物療法と生活指導がいわば車の両輪ですが、私のクリニックでの生活指導の方針は、「糖尿病になってもならなくても、誰でも気を付けたほうがよいことは同じ」ということです。そして、家族ともこの方針を共有するようにしていますし、ほとんどのケースで糖尿病患者の血糖値は良好にコントロールでき、合併症も起こっていません。事実、私のクリニックの人工透析阻止率は山梨県内でナンバーワンでした。開業して25年近く経ちますが、失明したり、足を切断したりしたケースは一例も出ていません。

本書では、糖尿病患者の家族に知っておいてほしい糖尿病の基礎知識や、心がけてほしいことを紹介します。これまでの皆さんの経験からすると意外と感じることもあると思いますが、私が長年の糖尿病治療の現場で積み重ねてきた実体験から得た教訓として受け取ってほしいと考えています。

本書が、糖尿病患者の家族の指針となり、無理なく治療を進めるガイドブックになれば幸いです。

Contents

第6章 糖尿病患者の家族にしてほしいこと、してほしくないこと

第 1 章

糖尿病患者の家族に生じる不協和音

夫婦不和、家庭崩壊も珍しくない

電車の中で小耳にはさんだ話

「今、旦那が糖尿病で入院していてね。もうすぐ退院して帰ってくるけど、食事がたいへんみたい。どうしよう」

ある時、電車の中でこんな会話が聞こえてきました。60～70代と思われる女性4人が話していて、聞くつもりがなくても耳に入ってきます。

どうやら、その中の1人の旦那さんが糖尿病の教育入院を終えて帰宅するようです。教育入院とは、食事指導を中心に糖尿病の自己管理法を学ぶ目的で入院するもので、糖尿病治療の一環として広く行われています。

その人は、夫が退院したら教育入院で指導された食事を毎日用意しなければならなくなるが、とても自分にはできそうにないと心配しており、友人たちが同情しているようでした。私は、「昔と違ってそんな特別な食事を用意する必要などないのに」と思いつつ、話しかけることもできずにそのまま聞いていました。

教育入院で学ぶ糖尿病食は、医師に指示されたエネルギー量（カロリー）と、栄養バランスで構成された糖尿病治療用の食事です。患者は入院中、病院が用意して提供する糖尿病食を体験しながら、その食事を用意する方法を食品交換表という本の使い方とセットで教わるのです。

しばしば家庭で食事を用意している患者の家族が呼ばれて一緒に指導を受けることになります。患者本人が食事指導に熱心であることもありますが、中には「よろしく頼む派」を決め込む患者も珍しくありません。本人の意識が高い場合でも、病院で出てくるような食事でどのくらい我慢していられるかはケースバイケースですが、ほとんどの場合長続きしないと思います。

やがて患者が決まりきった食事に飽きがきて不平不満を口にしたり、自分が食べたいものを勝手に食べたりし始めると、家族も「たいへんな食事をこんなに頑張って作っているのに」と怒り出し、家庭内で諍いが起き始めます。やがて、「俺のことはもう放っておいてくれ。勝手にやる」「私はもう知らないからあなた一人で勝手にやりなさい」などそんな言い合いが続くようになってしまうことがあります。このようなパターンは糖尿病専門医として患者や患者の家族と接する中で、数多く見聞きしてきました。

発病したり改善しなかったりすることで患者が非難される病気は珍しい

通常、病気になったら、たいていは「気の毒に」と同情され、いたわられます。しかし、糖尿病は違います。糖尿病と診断されると、なぜか患者が非難されることが多いのです。

「甘いものばかり食べていたから」

「お酒が好きだから」

「不摂生を続けてきたから」

など、まるで自業自得であるかのようにいわれがちです。

また、きちんと通院していても、検査値が改善しなかったり、前回より上がっていたりすると、家族から「糖尿病があるのにちゃんとしないから」などと責められることもあるようです。ここでいう検査値とは、血糖値や、2カ月程度の血糖値を反映するHbA1c（ヘモグロビンエーワンシー）という数値などです。

糖尿病の場合、検査値が悪化すると、患者自身も自分を責める傾向があります。

私のクリニックには1300人ほどの糖尿病患者が毎月、あるいは2カ月に1度くらいのペースで通ってきます。その中には、血糖値などが前回より上がっていると、「すみません」という人があります。検査値が悪化したからといって患者が医師に謝るということは、ほかの病気ではあまりないように思います。

その患者は家に帰って受診結果を家族に報告した時、家族にどんな風に言われるのか心配してしまいます。

糖尿病の検査値が悪化した、あるいはなかなか改善しないという場合、その原因が患者の行いにあるとは限りません。薬の調節の加減だったり、ちょっとした体調の変化の影響だったりすることがよくあります。季節も影響します。夏は低め、冬は高めになる傾向があるのです。この理由は不明ですが、身体活動量の違いによる影響とも考えられます。
つまり、検査値が悪化したとしても、生活習慣が悪いとは限らないのです。

しかし検査の結果によって患者が自責の念にかられたり、頑張ったのに結果に結びつかなかったからといってやる気を失ってしまったり、病気が悪くなっているのに家族に責められたり。そんなやりきれない思いをしている患者がたくさんいるのが糖尿病治療の現状だと思います。

生活習慣病の中でも「自己責任」が問われやすい糖尿病

生活習慣病は、昔は「成人病」と呼ばれていました。この名称には「加齢とともに発症・進行する病気」というイメージがありました。しかし、生活習慣が強く影響して起こることや、成人でなくても発症しうることがわかってきて、1996年に生活習慣病という名称に改められました。

それによって、予防や治療の一環として生活習慣の見直しや改善が重視されるようになったのは、生活習慣病という名称にした成果です。

一方で、生活だけが原因ではないのに、患者の日頃の行いが悪いかのようなイメージを持たれるようになったことは、生活習慣病という名称にしたことの負の側面といえます。

糖尿病は、高血圧や脂質異常症などと並んで「生活習慣病」の代表格とされています。脂質異常症とは、コレステロール値などの数値が基準値から外れた状態で、以前は高脂血症と呼ばれていたものです。でも、コレステロール値が高いことで患者が家族に非難されるという話は聞いたことがありません。糖尿病はそういった点で生活習慣病の中でも特殊な疾患なのだと感じます。

ちなみに、糖尿病には1型と2型があり、生活習慣病に含まれるのは2型のほうです。

糖尿病は血糖値を下げるホルモンであるインスリンの量や作用が不足する病気ですが、

1型糖尿病は膵臓で作られるインスリンが減っていってしまう病気です。原因はまだハッキリ解明されていませんが、免疫異常などが影響してインスリンを作る細胞が破壊されてしまうと考えられています。

2型糖尿病は、遺伝的な素因に生活習慣が加わって起こる病気です。糖尿病になる遺伝的な素因は、日本人の約4割が持つといわれています。糖尿病の大部分は2型で、本書の内容は2型糖尿病を対象としています（以下、断りなく「糖尿病」といえばすべて2型を指しています）。

遺伝的な素因の強さ、つまり体質から見た糖尿病のなりやすさは人によって大きく違い、かなり強い素因を親から受け継いだ人もいれば、素因がごく軽い人もいます。

両親が糖尿病で、兄弟姉妹も糖尿病というような場合は、素因がかなり強いと考えられます。その場合、不摂生でも食べ過ぎでもない、ごく一般的な食生活をしていても、糖尿病を発症するケースが多くなります。素因が強ければ強いほど、若い年齢で発症する傾向が見られます。素因を持っていなければ、どんなに食べ過ぎや不摂生を続けても、糖尿病は発症しないとされています。

つまり、糖尿病は素因と生活習慣の組み合わせで起こる病気であり、同じ糖尿病といっても発病に関与した素因と生活習慣の割合は個人個人で違うわけです。ですから、糖尿病になった人全員が不健康な生活をしていたわけではありません。一般的にイメージされる食べ過ぎ、飲み過ぎ、太り過ぎ、運動不足といった生活の他に、糖尿病の発病のきっかけになる生活因子として、ストレスや心労、睡眠不足、過労なども挙げられますが、これらはあまり、生活習慣という捉え方をされないことが多いように感じています。

このように素因の有無や強さ、生活環境や習慣が複雑に関連し合って糖尿病を発症する人、しない人がいるのです。

患者のことを思うからこその監視や厳しい言葉

しかし、一般的に糖尿病は「食べ過ぎ」「不摂生」「肥満」と直結しているイメージがあり、気を付けていればならないはず、良くならないのは本人のせい、とされてしまいがちです。

「お父さん、もうすぐ病院に行く日なのにそんなに食べていいの？」

「またお酒飲んでいるけど、目がつぶれたら自分のせいだからね」

「また甘いもの食べて。良くする気があるの？」

患者のほうも反発して、「お前はうるさい」「俺を病人扱いするな」「放っておいてくれ」などという展開になっていきがちです。

家族全体で患者を監視するようなムードになってしまい、子供や孫が患者の行いを他の家族にいいつけるというようなことも起きてきます。

「お父さん、さっきお菓子食べていたよ」

「おじいちゃん、2階でおまんじゅう食べていたよ」

という具合です。

糖尿病になるまでは尊敬されていた立派なおじいちゃんだったのにまるでいい加減な人みたいに思われるようになってしまったら、患者本人も家族もやりきれない思いになるでしょう。

おいしいものを食べたいなんて当たり前のことなのに。不道徳なことをしたわけでもないのに。他の家族は気兼ねなく食べているのになんで自分だけが。家族にそのように責められてしまったら誰でも嫌な気持ちになってしまいます。

でも、家族にしてみれば「糖尿病が悪くなったら困る」「病気が悪くなれば一番つらい思いをするのは本人なのだから」と思うからこそ、患者に厳しい言葉を発したり、監視のようなことまでしたりするのです。

ここには、糖尿病の合併症の問題が大きく関係しています。

糖尿病で血糖値のコントロールが悪い状態が続くと、いくつかの合併症が生じてくることはよく知られています。

３大合併症といわれるのが、手足のしびれなどを起こす神経障害、目に起こる糖尿病網膜症、腎臓の機能が低下する糖尿病性腎症です。

神経障害が悪化すると、最悪の場合は壊疽《えそ》という状態になって足を切断しなければならなくなることや、糖尿病網膜症が進行すると失明の危険があること、糖尿病性腎症が悪化すると最後は人工透析が必要になることなどは、糖尿病患者やその家族なら、多くの人がすでにご存じのことですから、油断していると恐ろしい合併症になるからと家族は心配していろいろと世話を焼くことになるのだと思います。

ほとんどの場合、そのことは患者自身もわかっているはずです。わかっていながらも、食生活があまりにも窮屈になってしまうと、つい不満や文句が出てしまうのです。

このように、糖尿病をめぐる家庭内の諍いは、誰も悪くないのに起こってしまいます。誰も悪くないのに、一番大切な家庭内の人間関係が、糖尿病のために損なわれていくことがないように注意してほしいと思います。

糖尿病の教育入院では、食事療法として1日3食ほぼ同じエネルギー量の食事が示されます。しかし、少し考えればわかる通り、そんな食事をとり続けることは現実からかけ離れていると私は思います。おいしいものが手に入った時には、それを楽しみたいと誰でも思います。また、何かのイベントがあれば、とりわけ家族にとって大切な祝いのイベントなら、一緒に祝って食事も楽しみたいと思うはずです。

当然の権利ともいえるこれらのことが、糖尿病患者には許されない場合が多々あります。おいしい食べ物が手に入って家族で楽しむ時に「お父さんは糖尿病だからだめだよ」といわれたり、孫の誕生日を祝う時に「おじいちゃんは糖尿病だからケーキは抜きね」といわれたりして、幸せな空間からシャットアウトされてしまうのです。

これはとても残酷なことです。いずれ患者が反発したり、怒り出したりしても無理はありません。家族も好きでそうしているわけではないので、ストレスになってしまいます。

糖尿病患者の男女比は、国民健康・栄養調査の結果によれば3対2ほどで、男性のほうがやや多いものの、女性の患者も少なくはありません。しかし、ここで取りあげたような家庭内でのもめごとは、夫が患者で、妻が家族として支えているという組み合わせの場合に圧倒的に多く見られます。これは、多くの家庭で女性が食事作りを担当していることや、男性のほうが仕事などの必要上、外食や飲酒の機会が多いことなどが関係していると考えられます。また、常日頃から外食続きや飲酒量が多いこと、不規則な生活などが健康に与える影響を心配していたところに、糖尿病と診断されたら、妻としては指摘する声が一気に大きくなるという事情もありそうです。

そんな背景もあって、現実に私が診る患者の中で家庭不和が問題になるのは、ほとんど男性が糖尿病患者の場合です。女性が糖尿病でも同じような問題が起こりそうなものですが、私は実際にほとんどそのような例を聞いたことがありません。

過剰な糖尿病恐怖を植え付ける教育入院

冒頭の電車の中での会話に出てきた糖尿病の教育入院とは、治療のための入院ではなく、患者が糖尿病という病気について理解し、食事療法を中心とした生活のやり方を学ぶために入院するシステムです。

最近では、糖尿病と同じ生活習慣病である高血圧や脂質異常症の教育入院や、メタボリックシンドロームの解消を目的とした教育入院を行う医療機関もあります。

メタボリックシンドロームは「メタボ」という略称ですっかり有名になりましたが、内臓脂肪型肥満に加え、血中脂質、血糖、血圧のうち2つ以上が基準値から外れている状態のことです。

それぞれが飛び抜けて高くなくても、組み合わせによって心臓病や脳卒中を起こすリスクが高まることがわかり、注意を促すためにメタボリックシンドロームという考え方が生まれました。

このように、今日では糖尿病以外でも行われている教育入院ですが、やはり代表的で圧倒的に多く行われているのが糖尿病の教育入院です。

糖尿病の教育入院では、糖尿病について患者が正しく理解できるように、医師による講義や、看護師による指導などを行います。

管理栄養士が食事についての指導を行うとともに、入院期間中は、糖尿病の食事療法に即した献立の食事を出します。患者がそれを食することで食事療法への理解を深めようという狙いです。糖尿病では運動も重要です。入院中には、理学療法士による運動療法の指導も行います。

薬剤師からは薬の服用や、必要に応じてインスリン注射に関しての指導をします。入院中にインスリン注射を始めるのも一般的です。

教育入院の期間は、医療機関によって違いますが、1週間〜1カ月程度のところが多いようです。

どういう時に教育入院をすることになるかは、医療機関の方針などによって異なります。糖尿病と診断された人全員を対象として、希望者が教育入院できる医療機関もあれば、血糖値やＨｂＡ１ｃがなかなか思うように改善できない患者や、糖尿病に関する理解が不足していると判断された患者を対象に、医師から教育入院を勧める場合もあります。

教育入院中には、血糖値が劇的に下がることが少なくありません。病院食を食べ、必要に応じて服薬やインスリン注射を行うのですから当然です。

このようにいうと、教育入院はとても良いシステムのように思えるかもしれません。しかし、私は教育入院は必要ないと考えていますし、むしろお勧めしません。

1型の糖尿病は別ですが、2型に関しては、基本的に教育入院をする必要はないと思っています。付け加えるならば、必要がないだけでなく、弊害さえあり得るというのが私の考えです。

私自身も、かつて大学病院や公立病院に勤めていた時に教育入院を担当していたことがあります。その頃は、患者のためになると思ってやっていましたが、その後、長年の診療経験を経て、考えが変わりました。その理由は、血糖コントロールを日常とかけ離れた状況で良くしても意味がないと考えるようになったことが挙げられます。

糖尿病の治療では、自分の生活の中でどう血糖値をコントロールしていくかということが大切なはずです。ですから、実生活の中でうまくできるようにならなければ意味がありません。それなのに教育入院は、生活から切り離された病院という空間でいろいろなことを体験します。食事については理想的なメニューが黙っていても出てきます。ほとんどの人にとって、現実にはあり得ない仮想空間のようなものです。

糖尿病の患者や家族なら知っていると思いますが、『糖尿病食事療法のための食品交換表』(以下「食品交換表」)というものがあります。

教育入院では食品交換表を使ってどのように食材を準備すればよいのかについてレクチャーされます。ただ、入院中は病院が食事を提供してくれるのでよいとしても、退院後の現実の食生活で、食品交換表を使って計算しながら食事を作ることなど、仕事を辞めて治療に専念できるような状況でない限り、まず不可能です。

しかし、教育入院では、それを退院後も続けることが正しい治療のやり方であるかのような指導をされるのです。とても現実的ではありません。退院後には現実的に不可能なことを勉強するために教育入院をするなど矛盾した話だと、私は考えるようになりました。私が教育入院をお勧めしない理由の1つ目です。

教育入院中のプログラムに、必ずといっていいほど入っているのが「フットケア」についてのレクチャーです。糖尿病が進行すると、神経障害から足先の感覚が鈍くなり、傷ができても気づかずに放置されて細菌感染が生じたり、長く糖尿病を患っている人に起こりがちな足先の血行障害で足潰瘍や足壊疽というものが生じたりする場合があります。これを糖尿病性足病変といいます。

それらを防ぐために推奨されるのがフットケア、つまり足の手入れです。まめに足を観察して清潔に保ち、傷ついたら早めに対処するというのがそのポイントです。

フットケアそのものの指導はよいとしても、その際に足壊疽などの写真をスライドなどで見せられることがあります。いわば足が腐ってしまった状態なので、かなり恐ろしい写真で、しかもそうなると足を切断せざるを得なくなるという話をされるので、患者は恐怖心を植え付けられます。

こうしたスライドを家族も見ることになれば、その場合は患者も家族も一緒に恐怖におののくことになります。トラウマになりかねないような写真の光景が頭に刻まれるのです。そのことは、家族の不安や焦りを助長し、患者をじっくりと見守っていける余裕を失わせてしまいかねません。

しかし、次章以降でも述べるように、糖尿病が原因で足を切断しなくてはならないようなケースには、私と同じように糖尿病ばかりみている糖尿病専門医でも10年に1人くらいしかお目にかからないのです。そのように滅多に起こらないことを心配させて、何かをさせようとする手法は北風と太陽という童話でいえば、まさに北風のやり方そのもののように思います。

この本を手に取っている糖尿病患者の家族の方には、「糖尿病によって足の切断に至るというような事態は、現在の日本では非常に珍しいことです」と言って安心させてあげたいです。そのうえで、これからお話しするようなことをぜひ家族に知っておいてほしいと思います。

第2章

患者の家族が知っておくべき糖尿病の基礎知識

糖尿病があろうとなかろうとするべきことは同じ

「糖尿病になったら食べたいものが食べられなくなる」と、多くの人が考えていると思います。昔はそうでしたが、現在では糖尿病になったからといって特別な食事制限をする必要はなくなっているのです。これは本書で特に強調しておきたいことです。

私は、糖尿病患者やその家族が来院すると、初診の時に、次のようにはっきりと言います。「糖尿病になったからといって、食べてはいけないものは何もありません。食べなければいけないものもありません。何々を食べればいいというものもありません」

このように話すと、患者本人はもちろん付き添ってきた家族がいる時は家族も一緒に、たいてい「そうなのですか」と驚き、「それなら安心しました」などと言ってくれます。「夫が食事を守らないので先生から強く言ってください」と訴えてきた奥さんが「そういうことですか。それなら気が楽になりました」「肩の荷が下りました」と言って、ホッとした表情になることがよくあります。

きっと、これまで2人は毎日のように食べることを巡って険悪な雰囲気になっていたのかなと想像し、穏やかになった奥さんの表情を見て、話してあげて良かったと心から思います。

これからお話ししていくように、糖尿病があるからといって患者がしてはいけないことなど今は何一つないのです。あるとしたら、それは糖尿病があるなしにかかわらず、健康管理という観点からしないほうが良いことばかりなのです。

私の話が嘘だと思ったら、これまで言い争いの原因になった患者の行いがどんなことを引き起こしたのか思い出してみてください。せいぜいひどい二日酔いになったくらいではありませんか？

ならば、これからはあまり心配しないで、本人との関係を悪くしないことを一番に考えて、糖尿病を良くするために家族が患者に何がしてあげられるかをじっくりと学ぶことが大切です。

私が「さもなくば」と患者を脅す医師をやめた理由

私自身もかつては、「食事に気を付けて運動してください。さもないと……」という医師でした。「ＨｂＡ１ｃが高い状態が続けば合併症がひどくなる」と、ある程度厳しく言って生活上の注意を守ってもらうことが、患者や家族のためだと思っていたからです。

その気持ちが少しずつ揺らいできたのは、今から20年ほど前です。私は１９８７年に医学部を卒業し、医師になってからずっと糖尿病を専門に診療活動をしてきました。それで、長く診ている人だと20年近くになろうかというその時期に、何となく「さもないと」と脅してきた割には、「合併症を起こす患者がいないな」と思うようになってきたのです。

それで改めて何年か前からのデータの変化を見ていくと、私が今まで食事療法などをまじめに行っていないと感じていた患者でも5年、10年という長期の間には相当によくなっていることがわかったのです。血糖値やＨｂＡ１ｃが改善し、体調は良好になっている人がほとんどでした。

肥満していた人では体重が数kgから10kg、人によってはそれ以上減っていました。そしてHbA1cが9%、10%という時期がかなり長かった患者でさえも合併症の進行が見られた人は意外なほど少なかったのです。

「さもなくば」と何年も言い続けてきたのに何も起きていないので、そろそろ自分は「狼少年」ならぬ「狼医師」になっているのではないかと思い始めました。

その後も合併症を起こす人が出てこないので、「何々してばかりいるとこうなりますよ」とは言いづらくなってきて、だんだんと何事も厳しく言わないというよりも「厳しく言えない甘い医者」になってきたというわけです。

その後、悪化する人や合併症を起こす人が増えたかといえば、そんなこともないのです。「厳しく言っても、言わなくても、どちらでも悪くなる人がいない。であればなんで今まで厳しく言っていたのだろう?」

こんな経験から私は「さもなくば」と言うことはなくなったのでした。

30年以上、常時1000人を超える糖尿病患者を診ていて失明した人も足を切断した人もゼロ

糖尿病の3大合併症は医学の教科書にも書いてあることで、血糖値のコントロールが悪い状態が続けば生じてくるというのは全く間違いではありません。しかし、それだけでは「頻度」「時期」「重症度」という観点が抜けています。

例えば、私は開業して25年、常時1000人を超える糖尿病患者を診続けてきましたが、糖尿病の足病変で実際に足を切断した人を1人も見たことがありません。足に潰瘍ができたケースはかれこれ10例くらいは経験したかもしれませんが、その人たちは切断には至っていません。足病変の頻度というのは少なくとも近年ではその程度なのです。

もっとも私が診療所で仕事をしているからということはあると思います。足病変を起こした人が全国から紹介されて集まってくるような施設で働いていればもっと多くの足病変

を経験しているはずです。それにしても糖尿病患者全体からすれば5000人に1人起こるかどうかくらいの頻度だといえます。

足壊疽は小さな傷から感染症が起きて、それが悪化することから起こる場合もあるので、衛生面も大きく影響します。ほとんどの国民が清潔な生活をしている日本では特に珍しく、特殊な環境下にある場合にごくまれに見られるに過ぎません。

もう一つのパターンは足の血流障害が原因となった足の切断です。これは糖尿病に特有というわけではなく、動脈硬化が高度に進んでしまったために起こる状態です。確かに糖尿病は動脈硬化が進みやすい病気ですが、高血圧や脂質異常も同じように動脈硬化を起こしますし、足の切断に至るのはほとんどのケースで、長年の喫煙が関与しています。

糖尿病が原因で起こる足の切断のまれさ加減を例えていうなら、「隕石を見る」くらい珍しいものです。宇宙から地球に落ちてくる隕石というものがあることは誰でも知っていると思いますが、見たことがある人はほとんどいません。

それと同じように、糖尿病による壊疽で足を切断するというケースも、あるのは確かですが隕石を見るくらい珍しいことといえます。少しは安心してもらえたと思います。

サイエンス、すなわち科学と実臨床とは違います。糖尿病から足の切断が必要になる例があるというのはサイエンスでは確率ゼロはあり得ないことです。

しかし、実臨床の世界では目の前の糖尿病患者に足壊疽が100%起こりえないといってあげられるのです。

糖尿病網膜症によって失明するというのも同じです。糖尿病に網膜症という合併症があり、進行すれば失明を招くことは確かですが、私のクリニックに通院している患者で失明した人は、開業以来ゼロです。私のクリニックに限らず、少なくとも医療機関で糖尿病の治療を受けていて、定期的に眼科検診も受けていれば、失明するほど糖尿病網膜症が悪化することは将来的にもまずないといえます。

網膜症に関しては、目に光を当てて網膜の状態を観察する眼底検査を行えば、どのくらい進行しているかがわかります。そのうえで、進行状況に応じたレーザー治療や眼球注射などの治療法があり、近年は失明を阻止する手術法も進歩しています。

糖尿病性腎症の場合は、あとで詳しく解説しますがやや特殊な事情があり、糖尿病の治療を開始した時点でどのくらい腎障害が進んでいるかが決定的に重要な要素になってきます。私は40年近く糖尿病の専門外来をやってきましたが、足を切断したとか、目が見えなくなったという悲惨なケースは一人も見ていません。患者が食事を守らないなどという事例は山ほどありますが、普通に通院を続けてくれている患者には、そんなことは起こらないのです。

糖尿病患者の家族には、まずこのことを知っておいてもらいたいと思います。

インスリン治療について

私のクリニックは糖尿病を専門的に治療しているということもあって、インスリン治療をしている患者の割合が、他のクリニックよりも多いかもしれません。大体通院患者の4人に1人がインスリン注射を行っているというのが現状かと思います。

誰でも内服薬が良いか、インスリン注射が良いかと聞かれたら、ほとんどの人が内服薬が良いというのに決まっていますから、インスリン注射が必要だと言われたとき、患者は、悩んだり、落ち込んだりすると思います。

そんな時、ご家族にとって参考になりそうなことをまとめておきたいと思います。

まず、インスリン注射に対する抵抗がどこにあるかというと、①注射自体への恐怖、②インスリン注射に対する悪いイメージや間違った知識、③さらに生活が制限されるという心配や経済的負担、というような点があるかと思いますので順に説明します。

①注射自体への恐怖

1988年にペン型インスリン注入器と呼ばれる注入器が登場するまで、インスリン注射は文字通り注射器で行われていました。

しかし、ペン型注入器になってからのデバイスの進歩はまさに日進月歩の勢いです。ペン型になったメリットとして、携帯性のため職場や学校など、家の外に持ち出して注射をするのに格段に便利になったことが挙げられます。

また、今の注入器に使われている針は細い物だと太さ0・2ミリを切る細さで、長さも3ミリと短いものがあり、相当怖さは軽減していると思います。気になる痛みですが、私は患者の手首から10センチくらいの手の甲側をちょっとだけつまんで「このくらいの痛み」と説明しています。我ながらうまい説明だと思っているのですが、痛みに関しては注射というイメージとは違って、たいしたことはありません。

②インスリン注射に対する悪いイメージや間違った知識

インスリンを注射しなければならないというと、糖尿病がとても重くなっているイメージを持つ方が少なくないと思います。もしかしたら「食事などの注意を守らなかったからインスリン注射が必要になったんだ」というように自業自得的な悪いイメージがあるかもしれません。なので、インスリン注射を始めることを患者に勧めた時に、「もう少し頑張ってみますから待ってください」と言われることがよくあります。

ただし、これにはかなり誤解があって、基本的にインスリン注射が必要になるかならないかは患者の体質によって決まるのです。

患者はインスリン注射をすることで重症の糖尿病患者であるようなレッテルを貼られてしまうことに抵抗があると思います。また、家族に自業自得的に見られて、家族からの監視や制限がさらに強まることを心配する患者もいるかもしれません。

そのような心配からか、インスリン注射をしていることを家族に隠しているケースもあります。そのようなケースは、興味深いことに男性よりも圧倒的に女性に多いのです。治療の妨げにもなり得ることなので、家族の方々の正しい理解が大切だと思います。

1990年以前には内服薬はSU薬という薬しかなく、この薬自体に膵臓のインスリン分泌を徐々に増やすという性質があったので、SU薬で治療していると徐々に血糖コントロールがつかなくなってインスリン注射を開始する、という現実がありました。そのような形でのインスリン注射の開始は2010年くらいまでは多かったと思います。

しかしそれ以降、様々な効き方で血糖値をコントロールする内服薬が続々登場し、SU薬の使用は減り、前述のような経過でのインスリン注射の導入は激減したと考えられます。しかし、体質的に元々インスリン分泌が少ないタイプの患者は一定数存在し、そのような患者は現在でもインスリン注射が必要になることが多いのです。

体質的にインスリン分泌が少ないタイプかどうかの最も簡単な見分け方は体型です。元々やせ型だったのに糖尿病になった患者はインスリン分泌不全型の糖尿病であることがほとんどで、注射でインスリンを補充してあげることが一番理にかなった治療ということがいえます。

インスリン治療を勧められた時には、その理由をきちんと説明してもらうことが必要です。単に血糖値が高いからとか、下がらないからということでインスリン注射が必要になることはありません。膵臓で作られるインスリンが不足していて、内服薬では十分な改善が得られない場合にインスリン注射が必要なのです。

元々食べ過ぎや運動不足が放置されていた場合は別ですが、インスリン注射をしたくないために、食べる物をもっと減らすとか、血糖値が下がるまで運動を増やすとかというのは中長期的には無理があります。インスリン注射をすると「膵臓からインスリンが出なくなって一生インスリン注射を止められなくなる」という説は単純に間違いです。感染症や他の薬剤の作用で一時的に血糖値が上昇しインスリン注射を行う場合がありますが、血糖値を上げている要因が取り除かれれば、インスリン注射は不要となります。

インスリン注射に抵抗を持つ患者が多い半面で、自由に食べたいからインスリンを打ちたいという患者がまれにではありますが存在します。

ただし、これは止めたほうがよいです。「とにかく血糖値を下げれば良いんだろう」というやり方はうまくいくはずがなく、取り返しのつかない結果に終わることが多いです。

③さらに生活が制限されるという心配や経済的な問題

インスリンが始まると今まで以上に食べることや運動、その他の生活をきっちりやらなくてはいけなくなると考える患者は少なくないと思います。しかしインスリン治療が始まるからといって、必ずしも生活上の制限が増えるとは限りません。あとで具体的に紹介する生活習慣のポイントや食生活上の注意点を守ればよいのです。

インスリン注射に時間や手間が多く取られることを心配する患者もいますが、現在はインスリンも種類が豊富で、長時間効くタイプの製剤だと1日1回打てばよいので、朝出かける前とか、就寝前に打つようにすれば、あまり生活に大きな支障はないと思います。1週間に1回打てばよいような製剤ももうじき発売されると思います。

確かに内服薬だけの治療よりも、インスリン注射のほうが費用が掛かる傾向はあると思います。ただ、インスリン注射に切り替えることで内服薬を中止できる場合もあるので一概にはいえません。

インスリンにもジェネリックがありますし、インスリン注射器には使い捨てのキット製剤とインスリンのカートリッジを詰め替えながら使用するカート製剤があります。当然使い捨てキットのほうが高いのでカート製剤を使用すれば費用を半分程度に抑えられます。

インスリン治療を患者が勧められた時、単に血糖値が高いからインスリンというのであれば、「ちょっと待って」ということでよいと思います。

しかし、体質的にインスリン注射が必要なタイプということであれば、できるだけ早めに決断して始めるほうがよいので、家族も患者を支えてあげてほしいと思います。

糖尿病治療薬の進歩が糖尿病治療の在り方を変えている

私が糖尿病診療にかかわるようになった1980年代後半まで、糖尿病の治療薬といえばインスリン注射とSU薬と呼ばれるグループの薬が2種類あっただけでした。インスリン注射もブタやウシのインスリンを使用していて、注射器も今のペン型と呼ばれている注射器とは違って、いかにも注射器というものを使用して患者が自分で注射をしていたのです。インスリン注射に使う針も今の針と比べると何倍も太く注射は痛そうでした。ですので、その頃はインスリン注射は1型糖尿病の人以外にとっては「最後の手段」といった捉え方をされており、一般的にはSU薬が唯一の糖尿病治療薬という感じだったのです。

ＳＵ薬は膵臓からのインスリン分泌を増やす薬です。良く効く薬ではありますが、血糖値が高くなくても高くなくてもインスリン分泌を増やし続けてしまうためひどい低血糖を引き起こしてしまうことがあり、高血糖と低血糖を両方防ぐためには食事の量を調整して一定にしておく必要がありました。ＳＵ薬は現在も使用されてはいますが、他に良い薬が数多く登場した関係で、最近ではあまり使用されなくなってきていると思います。

１９９０年代に入る頃には新しい糖尿病の薬が続々と開発されて使用できるようになっていきました。それら新しい薬剤に加えて、昔に開発されたのにほとんど使用されずに廃れていたメトホルミンという薬が再評価されて使用されるようにもなっています。糖尿病の治療には、様々な効き方をする薬剤を使用できるようになってきたのです。

新しく登場してきた糖尿病薬に共通している特徴は「低血糖を起こしにくい」ということです。これら、血糖値を確実に下げる作用をもちながら低血糖を起こさない薬が多数登場したことによって糖尿病の治療は劇的に変わったと私は考えています。それが、もはや昔のように厳格な食事療法は必要なくなったと、私が考えている理由です。

低血糖とは

新しい糖尿病薬によってどのように治療が変わってきているのか、なぜ食事療法が変わってきているのかについて述べる前に、低血糖について説明したいと思います。

低血糖は文字通り血糖値が低くなりすぎた状態です。血糖値の正常値は大雑把にいえば100前後であり、糖尿病はそれが高くなり、朝食前の空腹状態で126以上、何かを食べたり飲んだりしたあとに200を超える血糖値を示した時点で糖尿病の診断がつきます。ただ、多くの糖尿病患者が経験しているとおり、糖尿病と診断されるくらいに血糖値が高くなっても自覚できるような異常は何も起こりません。血糖値が高いことが原因で生じる症状を高血糖症状と呼ぶのですが、代表例として口喝、多飲、多尿といわれる症状があります。血糖値が高くなると尿にブドウ糖が排泄されるようになり、それに伴って尿量が増えます。すると身体の水分が失われていくので、口喝症状が表れて水分を大量に摂るという多飲症状につながるのです。ただしこのような症状が表れるのは血糖値が４００とか５００とかいう極端な値にまで上がってからで、そこまでいかないうちは口喝、多飲、多尿症状は起きません。つまり１００前後という血糖の正常値から高血糖症状が表れるような高血糖までにはかなりの距離があり、そう簡単にそこまではいかないのです。

一方、低血糖については、正常値と低血糖を起こす血糖値である60未満の間にはわずか40くらいしか差がありません。低血糖というのは文字通り血液中を流れるブドウ糖が少なくなっている状態ですが、そうなってしまうと身体には段階的に様々な症状が発生します。まず、身体は血糖値が下がってきていることを空腹という感覚で知らせてきます。自然な空腹感ではなく切羽詰まったような、不安感を伴うような空腹感で、人によっては機嫌が悪くなるような場合もあります。同時に身体にもともと備わっている、身体のいくつかの場所から血液中にブドウ糖を供給するシステムが発動され、さらに血糖値が下がってしまうのを回避しようとします。代表的なのが肝臓に蓄えてあるグリコーゲンをブドウ糖に変えて血液中に放出するシステムですが、そのシステムは交感神経の亢進によってスイッチが入るようになっており、このシステムが発動される場合には交感神経に連動する一連の症状が身体に表れます。具体的には動悸や震え、脈拍の増加や発汗が起こります。そのような身体の仕組みもあり、インスリン注射やSU薬のような薬を使用していなければ、たとえ食事の量が少ないことがあっても血糖値が下がり続けるということはなく正常な血糖値に向かって回復していきます。ただ、SU薬のように強力に血糖値を下げる薬剤を飲んでいる場合には血糖値を上げることができずにさらに血糖値が下がり続けることが起こり得ます。血糖値が30未満に下がってしまうと脳細胞の働きが悪くなって判断力が低下したり、おかしなことを言いだしたり、意識が混濁し、最終的には昏睡状態に陥り、回復に時間が掛かった場合などには血糖値が回復しても認知機能の低下その他の後遺症が現れる危険もあります。

このように低血糖は即座に深刻な体調不良に直結するため、糖尿病治療において低血糖を起こさずに血糖値をコントロールしていくことが大きな課題であり、1990年代以前においては、インスリン注射やSU薬の使用を最小限に抑えることで低血糖をできるだけ起こさず、なおかつ高血糖を防ぐためにはできるだけ食事量をうまく調整し、一定した食事を摂ることが必要とされていたのです。

新しく登場してきた糖尿病薬剤について

ここでは、新しい糖尿病薬剤について、一つひとつ簡単にポイントのみ解説していきます。

①アルファグルコシダーゼ阻害薬

1990年代初めに登場した薬です。アルファグルコシダーゼとは小腸粘膜において糖質の消化を行っている消化酵素です。この働きを邪魔する作用を有する薬がアルファグルコシダーゼ阻害剤なのですが、この薬を飲むことによって炭水化物の消化がゆっくりになるため、食後の血糖値の上昇が緩やかになるという効果があります。

難点としては毎食飲まなければならないという点と、消化が邪魔される影響でお腹がはったり、放屁が増えたりする副作用があります。ですが、HbA1cを0・5%程度下げる効果があり、食後血糖値のピークを低くしてくれるだけでなく、消化にかかる時間が長くなることで食後2時間以降に発生しやすくなる低血糖をある程度防ぐ効果も期待できる薬剤です。

②グリニド薬

1999年に登場した短時間作用型インスリン分泌促進剤とも表現される薬剤です。服用後すぐにインスリン分泌を促す効果が表れ、作用が短時間（3〜4時間）で切れる薬剤です。数時間以上効果が持続するSU薬と違い、空腹になる頃には効果が切れるため低血糖が起こりにくい薬です。HbA1cを下げる効果としては0・5%程度とされています。

③チアゾリジン薬

グリニド薬とほぼ同時期に発売された薬剤でインスリン感受性改善剤と呼ばれることがあります。筋肉や脂肪組織におけるインスリン作用（細胞にブドウ糖を取り込ませる働き）を高めることで血糖値を下げる薬です。インスリン注射やSU薬と併用しない限り、理論上、単独では低血糖を起こすことはあり得ない薬です。脂肪組織にブドウ糖を取り込ませる働きが体重増加につながりやすい傾向はありますが低血糖を起こさずに血糖コントロールを改善できる薬です。HbA1cを下げる効果としては、0・5%程度とされています。

④DPP4阻害薬

2009年に登場した画期的な糖尿病治療薬です。DPP4阻害剤の登場は糖尿病治療を新しい段階へ押し上げた薬だと思います。

DPP4阻害剤は腸管から分泌されるインクレチンというインスリンの分泌を促進するホルモンの効き目を高める薬ですが、HbA1cを下げる効果が0・5~1・0%と高いのに加え、きわめつけの特徴は、血糖値が高い時にしか血糖降下作用が発現しないという夢のような効き方をしてくれることです。これによって糖尿病の薬物療法は一気に低血糖の呪縛から解放され、糖尿病に慣れていないドクターでも低血糖を心配することなく糖尿病の血糖コントロールができるようになったのです。「糖尿病に慣れていないドクターでも」という意味は、「糖尿病の食事指導などに慣れていないドクターでも」と言い換えても良いかもしれません。この薬の登場以降、糖尿病の治療に正確な(言い換えれば厳格な)食事療法は必要なくなったのです。

⑤ＧＬＰ－１受容体作動薬

２０１０年、糖尿病の注射薬としてはインスリンに次いでおよそ１００年ぶりに登場しました。ＧＬＰ－１はＤＰＰ４阻害薬の項で説明した食後に腸管から分泌されて血糖値が高い時にだけインスリン分泌を増やす、インクレチンというホルモンのうちの一つです。それを直接注射することでＤＰＰ４阻害剤よりも強力に血糖コントロールを改善することができます。ＨｂＡ１ｃを下げる効果としては１・０％以上とされています。

ＤＰＰ４阻害剤にはないＧＬＰ－１受容体作動薬の作用として食欲抑制作用があります。もともとＧＬＰ－１は食事中に腸管まで食物が流れてくると、「もうそろそろ食べるのを止めてもいいよ」というシグナルを脳に伝えるという役割を担っています。したがって、ＧＬＰ－１を直接注射することで、食欲が抑えられ、患者の意思の強さとは無関係に食事摂取量が減らせるという効果が期待できます。

⑥ビグアナイド剤（メトホルミン）

１９６０年代から発売されていながら、乳酸アシドーシスという重大な副作用への過度な心配からほとんど使用されることがなかった薬。２０１０年頃から世界的に見直され、現在では日本を含む多くの国で２型糖尿病の第一選択薬として推奨され広く使用されています。ただしアルコールとの相性が悪いといわれているので飲酒習慣がある人は注意が必要です。ＨｂＡ１ｃを下げる効果は０・５～１・０％程度とされていますが、特に深夜から早朝にかけての血糖値を下げてくれるという特徴があります。

⑦ＳＧＬＴ２阻害薬

ＳＧＬＴ２阻害剤は２０１４年に発売された薬です。糖尿病は読んで字のごとく、尿に糖が漏れ出てくるという現象が起きる病気です。これは言い換えれば高血糖よって腎臓がブドウ糖を血液中にとどめきれなくなって尿中に漏らしてしまうようになるという現象が起きているということです。ですが、非常にユニークなこの薬は、逆に腎臓からブドウ糖が尿へより漏れ出やすくすることによって血液中のブドウ糖を身体の外へ排出し、血糖値を下げる働きをします。ブドウ糖を外に排泄するということは栄養を捨てるということであり、この薬を飲むとたいていの患者の体重は減ってきます。同じように食べていても体重が減ってくる。食事を減らそうとしても減らせない患者にはこれまた夢のような薬なのかもしれません。ＨｂＡ１ｃを下げる効果としては１・０％以上と強力ですが、単独では低血糖を起こしにくいという特徴を有しています。

昔とは変化してきた糖尿病治療における食事の大切さ

ここまで読んでおわかりの通り、特に２００９年のＤＰＰ４阻害薬の登場以降、ＧＬＰ－１受容体作動薬やＳＧＬＴ２阻害剤も加わることによって、糖尿病の治療における食事療法の必要性というものは大きく変化してきているのです。

ただし、ここで強調しておかなければならないことは、「ならば薬さえ飲んでいれば、食事に気を付ける必要などないのか」といえば決してそうではないということです。なぜそうなのかといえば、まず、血糖値さえ良ければ元気でいられるというわけではない（不健康な生活は様々な病気の原因となる）ということ、これだけ良い薬が出てきた現在においても、血糖コントロールが依然として不良という患者は一定数残っており、それらの患者たちにはしばしば不健康な食習慣が認められるからです。それは何をどのくらい食べているかというような話ではなく、いつ食事をするか決まっていない、いつも移動しながら食事をしている、朝はほとんど食べることがない、食事のかわりに菓子類やケーキを食べている、深夜に1日分を一気食いしてそのまま寝ている、主食にあたるようなものはほとんど食べていない、あるいは少ししか食べていない、日本酒を毎日5合以上飲んでいる、など誰が聞いても普通とはいえないような食生活を続けていることが多いのです。そのような普通とはいえない食習慣が見つけられない患者で、最新の薬物治療を施しても血糖コントロールがつかない患者は本当にまれということができます。私のクリニックには常時1000人以上の定期通院患者がいますが、HbA1cが8％を上回っている患者は100人中3人くらい、10％を上回っている患者は1000人中10人未満という結果になっています。

私はどの患者にも食品交換表を使うことを勧めていませんし、毎食決まった量の食事を摂ることも求めていません。それでもほとんどの人の血糖コントロールが良好になっているということ自体が、もはや糖尿病治療において食品交換表を使わなければ実現できないような厳格な食事療法など必要ないという何よりの証拠であると思います。

糖尿病の「ナチュラルヒストリー」を知ろう

糖尿病の教育入院を経験すれば糖尿病の原因や合併症や治療法について、そして食品交換表を用いた食事療法のやり方について教えられると思います。中には糖尿病に使用される薬剤の種類や薬の効き方までも教えてくれるプログラムを提供している病院もあるかもしれません。

しかし、私はこれらの知識をどのように患者の生活の中で治療に活かしていけば良いのかというところまで詰めていかない限り、これらの知識はほとんど患者には役に立たないのではないかと思っています。

それを証拠に食品交換表をずっと使い続けている人はほとんどいないはずですし、薬の効き方を知ったところで患者自身が薬を選んだり、飲む飲まないを決めたりすれば良いというわけでもないのです。

合併症のことは知っていたほうがよいとは思いますが、ただ防ぎましょう、そのためにはここで勉強した食事療法を守りましょうと教えられても、食品交換表を用いた食事療法を続けていくこと自体が不可能なのでは、結局のところ教育入院で学んだことは何の役にも立たないどころか、家族も巻き込んだ混乱を生みだしているだけといってもいいくらいだと私は考えています。

患者や家族に本当に知ってほしいのは糖尿病という病気のナチュラルヒストリー（自然史）です。つまり、糖尿病という病気がどのように始まりどのように進んでいき、どうなっていく病気なのかということです。

どんな病気にもナチュラルヒストリーはあります。例えば風邪ならば鼻水やくしゃみ、寒気などから始まって咳が出たり、1日2日熱が出たりして、1週間くらいで自然に治るというのがナチュラルヒストリーです。

ところが糖尿病のナチュラルヒストリーは20年から30年かけてとてもゆっくりと進んでいきます。私は、この時間の感覚を持ってもらうことがとても大切なことだと思っています。そして風邪のナチュラルヒストリーとの大きな違いは、自然に治ってしまうことはないということです。

糖尿病の場合、最初の5年くらいはまったくの無症状で、その後急激に高血糖状態になる時期が来て喉が渇いたり、やたらおしっこが近くなったり、体重が激減したりします。多くの場合はそのあたりまでに健診で糖尿病が見つかって薬を飲むようになったり、体調の異変から受診して治療が開始されたりして一旦症状は落ち着きます。

そしてまた長い無症状の期間が5年から10年あり、その間の血糖コントロールの良し悪しに応じて種々の合併症が進行したりしなかったりして、大体20年から30年でその人に出てくる合併症は全てそろってきます。これが糖尿病のナチュラルヒストリーです。

そういった糖尿病のナチュラルヒストリーを知ることで、初めて患者本人や、家族が現実を理解できたり、やるべきことが考えられたり、無駄にあたふたしなくても済むようになると思うのです。

まず、糖尿病は治る病気ではないということを知れば、糖尿病を治す方法などは探さなくなると思います。糖尿病のナチュラルヒストリーが5年単位くらいで進んでいくことが理解できれば生活上の問題があったとしても、年単位でじっくり取り組んでいくという考え方に自然となれると思います。信頼できる主治医をきちんと探して、家族が患者にどんなサポートをしていくのが良いのかもじっくり考えられるはずです。

本人が甘いものを食べているところを見つけて叱ってやめさせたところで、この先の長い病気の行き先に良い影響は何一つないということが自然とわかってもらえると思います。私なら自然に見過ごすか、一緒に食べながら無駄話でもして過ごすと思います。その時に血糖値が上がったとしても、それで何か起こるわけでもありません。

ナチュラルヒストリーを理解できたら、次に押さえておくべきなのは、患者の糖尿病がナチュラルヒストリーのどのくらいまで来ているのかということを知ることです。そして患者の年齢からして、自然の経過にまかせたら寿命を迎えるまでに糖尿病の自然経過のどのあたりまでいくのだろうか、その時家族は、例えば子供は何歳くらいになっていて、患者はどうなっているだろうかということも考えてみてください。

それから、もしも可能ならば、そのことについて患者本人とも話し合ってみてください。そういう話し合いができるようなお互いへの信頼や良好な関係を何よりも大切にしてください。

実のところ、患者の病気への向き合い方はそのあたりの理解や家族関係がしっかりしているかしていないかで大きく影響を受けるものです。意外なことに病気そのものへの恐怖は病気への取り組みという意味においてはあまり良い作用はしない、というのが私の経験から得ている結論です。

通常、糖尿病と診断されると、医療機関で病状に関連する検査を行います。血糖値や

ＨｂＡ１ｃはもちろんのこと、腎機能の検査や心電図、眼底検査、神経障害の検査など、合併症に関する検査も一通り行われます。

それらの結果が一通りそろえば、あとは年齢なども考え合わせて、例えば「あなたはこのまま普通に治療していけば人工透析にはなりませんよ」とか「毎年1回眼科検診を受けていれば失明する危険はまずありません」とか、逆に「腎臓の状態がここまで来ているので特別な注意が必要です」とか、「目の状態がここまで来ているので眼科での治療が必要ですがきちんと治療してもらえば大丈夫です」など先行きのことを含めた説明をしてあげることができるはずです。

治療の早い段階でそのような診断と予後予測をきちんと行って、患者に必要なことと必要ではないことを伝えるのは、糖尿病を診る医師としてやるべき基本的な務めだと私は思っています。

もしも医師が患者の糖尿病の状態や今後の予測について、あまり詳しく説明してくれていないとしたら、「糖尿病はどの辺まで進んでいるのでしょうか」と尋ねてみてください。そのような質問をすれば、ナチュラルヒストリーにおける現在の位置と今後の予測についてある程度の説明をしてくれるはずです。

糖尿病と診断されるとどうしても血糖値やＨｂＡ１ｃが高いとか、上がったとか下がったとかいう話に振り回され、「なぜ上がったのかどうしたら下げられるのか」という数字の追いかけっこに終始してしまいがちです。

しかしそれよりも、糖尿病がどの程度まで進んでいるのか、つまり糖尿病のナチュラルヒストリーの中で今どの辺にいるかがわかったうえで、どのくらいのＨｂＡ１ｃであることが望ましいのかということが重要です。もしも、すでに後期高齢者の年齢に達してから糖尿病になったようなケースなら、極端な話、糖尿病など放置しておいてもよいのかもしれません。

それは言い過ぎにしても、食事の制限など一切必要ないという例は私の患者の中にも数多くいらっしゃいます。そういう人たちや家族には「普通に今まで通りに生活していればいいですよ。ただし、ちゃんと通院はして、薬は飲んでいてくださいね」と話します。

糖尿病のナチュラルヒストリーの中での自分の位置がわかり、今後の予測がある程度つき、やるべきことややらなくてよいことがわかってくると、家族間のトラブルもかなり防ぐことができるはずです。

そのためにも、主治医に自分の糖尿病がどの辺まで進んでいるのかと今後の予測について、ぜひ尋ねてみてください。

心がけるべきことの正解は「普通」の範囲内にある

20年ほど前まで、日本糖尿病学会に行くと、必ず1回は「糖尿病食は健康食です」というフレーズを耳にしました。それが最近聞かれなくなってしまったのは、最近、「科学的根拠に基づいた医療」というのが幅を利かせてきてからだと私は感じています。

科学的ということになると、健康食などというあいまいな表現は大っぴらには言えなくなってしまうのです。「科学的根拠を示せ！」「統計学的有意差を示せ！」というわけです。しかしこの統計学的有意差なるものが私に言わせれば往々にして無意味なことが多々あるのです。一例をあげれば最近流行っている野菜を先に食べると太らないとか、血糖値が上がりにくいとかいう話です。誰かが何人かを集めて臨床研究を行い、「統計学的な有意差が認められた」ということなのだと思います。「科学的根拠のある話」というわけですが、確かに差はあったとしてもとるに足らない差であるに決まっています。そんな些細なことよりも誰が考えても不健康な食生活を送っている人が「でも野菜を先に食べるようにしています」とはおかしなことです。

こういう「血糖値を下げる方法」を追いかけまわしているうちは糖尿病は良くなりません。心がけるべきことの正解はもっともっと普通の範囲内にあります。食事どきにちゃんと食事を摂るとか、お酒を飲み過ぎないとか、当たり前のことと聞こえるようなことを心がけることが大切なのです。糖尿病を良くするために必要なことは生活習慣病的生活から抜け出すことです。特別なことをする必要は一切ありません。

・日本型の食生活を基本に

基本的に、お勧めの食事はご飯食を中心とした日本型の食生活です。洋食や中華料理などを食べてはいけないというわけではありません。何でも食べてよいのですが、ご飯食を中心とした日本型の食生活にすると主食と副食のバランスをとりやすくなります。

日本食は世界的に健康食として認知されていますし、我々日本人にとっては普通にイメージできるので何よりわかりやすいはずです。

・ご飯の量の目安は夫婦茶碗

普段、私はご飯の量はどうしたらいいですか?と聞かれた時には「夫婦茶碗の量」と答えています。夫婦茶碗はだいたい大きさが決まっていますし、お父さんの茶碗、お母さんの茶碗に普通に盛れば、多過ぎも少な過ぎもないはずだと思っています。

ご飯の量に関して、1つ気をつけてほしいのは、「少なくし過ぎない」ということです。特に最近は糖質制限が流行っている影響で、ご飯を減らし過ぎているケースが多数見られます。「食事に気を付ける」というと、イコールご飯を減らすことだと思っている人も多いようですが、それだと日本型の普通の食事とは離れていってしまいますので、「ご飯を減らし過ぎないように」というのが、私がよく患者にお話しすることです。

・甘いものも普通の範囲内で食べてOK

糖尿病というと、多くの人が「甘いものは厳禁」と思い込んでいます。私のクリニックでは私が「甘いものもどうぞ」と話しているのであまり話題になりませんが、通院歴が短い人でＨｂＡ１ｃが高かったりすると「甘いものなんか食べていないんですけどね～」という人がいます。「甘いものは関係ないですよ」とお話しすると「え～っ？」となって、本当の問題点は何なのかというお話に繋げられることがあります。本人は甘いものは適量であればあまり影響はないことを知らないのか、あるいはほかにＨｂＡ１ｃが上昇する生活習慣があることを隠しておきたいのかもしれません。

やはり甘いものを食べる食べない以前に健康的とはいえない生活状況が他にあることがほとんどです。血糖コントロールが落ち着いている人たちが甘いものを食べていないかといえば全然そんなことはありません。私のように毎日毎日糖尿病の患者と一日中話をしていると、一人ひとりの検査データの良し悪しと、その人が私にどんな話をしてくれるかということで、落ち着いている患者たちがどんな生活をしているのかが見えてきますが、特別に節制を続けているとか、人一倍気を付けて生活しているわけではないということがよくわかります。

ただ感じるのは具体的にどうということでなく、落ち着いている人たちの生活は、ある程度の枠内に収まっているなという印象です。それは甘いものに限らず、全てにおいてそれが当てはまるようになっているというのがポイントかもしれません。良くなっていない人というのは一点豪華主義というか、気を付けている点とそうでないところが極端というような印象があります。

・お酒も適量の範囲内で飲んでOK

お酒も甘いものと同じく、普通と考えられている範囲内で飲んでかまいません。

ただし、飲酒に関してはそれぞれの人の普通の感覚にばらつきが著しいので普通という言葉はあまり有効に作用しないようです。適量といっても個人差が大きいのであまり意味をなさないようにも思います。

私が話題にするのは一つにはお酒を飲む頻度です。毎日のように二日酔いというのでは、生活習慣病の治療としては初めの一歩を踏み出せていない段階ということだとは思いますが、そんな人でも何年か通院しているうちにそんなに飲まなくなるものです。

適量をあえて具体的にいうと、1日平均でビールなら500㎖、つまりロング缶1本、日本酒なら1合、焼酎なら半合です。缶チューハイはアルコール度数によりますが、5%程度ならビールと同じ程度です。ウイスキーやブランデーならダブル、つまり60㎖、ワインなら200㎖が目安になります。

・果物は自分の片手に乗る量が目安

果物は果糖が含まれるので糖尿病の人は注意が必要とよくいわれますが、最近の海外の治療ガイドラインを見るとけっこう摂取を推奨しています。もちろん食べることは禁止していません。

しかし、食事をせずにその分たくさん食べるとか、基本となる食生活を壊してしまうようなことはお勧めできません。普通に食事をして、果物も普通に食べればよいと思います。

私の話は治療がうまくいっている（検査データが良好で合併症の進行傾向もみられていない）患者たちがどんな生活を送っているかということを参考にしています。こんなことは教科書には書いてありませんし、糖尿病学会の偉い先生には非難されてしまうかもしれませんが私にしてみれば長年診させてもらっている患者の姿や経過は紛れもなく現実であり事実なので、それに基づいた話はそれなりに真実だと思っています。

どうしても適量を教えてほしいと聞かれれば、仕方なく食品交換表に出ている果物の1日量を参考に「自分の片手に乗る量」と教えています。つまりミカンやキウイなら2～3個、りんごなら半分程度になりますか。イチゴやブドウなら個数は大きさによりますが、片手に乗る量を目安にすればだいたいの感じがつかめると思います。

あくまでも目安でもっと多く食べる時があっても特に何が起きるわけではありません。

・昔の容器が目安量を教えてくれる

食品に関する普通の量の目安を、昔は容器が教えてくれていたと思います。例えば、昔は牛乳屋さんが自宅に届けてくれた牛乳瓶は1本180㎖か200㎖で、これが1日に1人がとる牛乳の普通の量でした。

それを2本、3本飲むのは、2人分3人分というイメージで普通ではない感じがしたことだと思います。ヨーグルトも昔よくあった瓶入りのものではだいたい100㎖前後でした。それが食品交換表でも1日分の目安量と一致しています。

コーラ飲料などの清涼飲料水は、糖尿病治療では目の敵にされがちですが、これも毎日でなければ絶対にいけないというほどではありません。昔よくあった細身の缶は250㎖でした。その量であれば飲んでも問題ないと思います。確かに血糖値はそれなりに上がりますがそのあとずっと高い状態が続いてしまうわけではありません。

現在では普通になっている1～2ℓ入りの大きなペットボトルや牛乳もパック入りを買うようになってから普通の量がわからない人が増えてきているような気がします。昔の容器というわけではありませんが、おかき類などは小袋を目安にすれば普通の範囲内で済むのではないかと思います。大袋を抱え込んで一気に食べきってしまっては本人も「やってしまった」と思っていることでしょう。

糖尿病を悪くしてしまう人は「食事を守らない人」ではない

糖尿病を悪くしないためには食事が大事だと多くの人が思っています。しかし、糖尿病を悪くしてしまった＝合併症を悪くしてしまった実例を数多く診ていると、何を食べればいいとか何を食べなければいいなどという問題ではまったくないことがわかってきます。「糖尿病を悪くしてしまう」、それはどんな人に起こりやすいかというと、それには、2

つのパターンがあって、一つ目は「病院に来ない人」もう一つは「忙し過ぎる人」です。

一つ目のパターンは糖尿病の合併症でいえば、網膜症や腎症、神経障害といった糖尿病特有の合併症をひどくしてしまうパターンで、糖尿病に気づかず、病院にまったくかかっていなかった人たち、例えば健診も受けておらず、多少具合が悪くても病院には行かずに家で様子を見ていたというパターンです。うすうす糖尿病ではないかと気づいていたのに病院にいけば入院させられるとか、好きなお酒が飲めなくなるとか、食べたいものが食べられなくなるから病院に行かなかったというパターンも含まれます。

中には健診で糖尿病を指摘されたことがあったにもかかわらず、痩せるように言われただけだったので「自分で食事に気を付けたり、運動したりしていた」という、健診後の生活指導が裏目に出てしまったパターンもありました。また、生活習慣病は薬を飲まなくても自分が気を付ければ良くできるはずだと考えて病院にはかからなかったというパターンも知っています。野菜は有機野菜だけにするなど人一倍食事に気を付けていたのに残念ながら糖尿病が進行してしまいました。

一度治療を始めながら通院をやめてしまう場合、これにもいくつかのパターンがありますが代表的なのは半年くらい通院して、あるいは教育入院をしてとても良くなったので通院を続けなくてもよいのでないかと考えてやめてしまったというケースです。

それから教育入院でいろいろ教わったことが裏目に出たパターンで、こんなことはとても続けられないと民間療法に走って通院はやめてしまったという例も知っています。とても皮肉な話です。

もう一つは仕事や家庭の事情で通院することが難しくなって病院から足が遠のいてしまうパターンです。

30歳代から40歳代の患者に起こりがちなパターンで、仕事を辞めてしまったり、離婚など家庭の状況で糖尿病の治療どころではなくなってしまったりした例も知っています。これらは私が開業前に大学で仕事をしていた時に入院してきた患者たちでした。大きな病院だと入院患者を何人もの医者がチームを組んで一緒に診療するので、入院患者についてのプレゼンテーションがあるのですが、合併症を悪くして入院となる患者の発病から入院までの経過には同じようなパターンがあることに気づいていました。

もう一つは通院していたのに悪い結果になってしまったというパターンですがこちらは、動脈硬化性合併症といわれる脳梗塞や心筋梗塞で突然倒れるというものです。

こちらにありがちなのは、仕事が超が付くほど忙しく、糖尿病を悪くしたというよりも過労で突然倒れてしまったかのようにみえることです。中小企業の社長さんなどに起こりがちです。この場合も必ずしも食事に気を付けていないというわけではなく、1年中日本全国を飛び回っていたり、睡眠時間を削って仕事に追われていたりするような人が多いような気がします。

「行動変容」は自然に起こるもの

開業してから10年ほど経った頃、クリニックに来なくなってしまった患者の追跡調査を行ったことがあります。1年以上来院記録がない患者に看護師から電話をかけ、その後に別の医療機関にかかっているかどうかなどを確認してみたのです。

当初、来なくなった患者の多くは別の医療機関に通院しているのであろうと予想していたのですが、その6~7割は、そのままどこの医療機関にも行っておらず、単純に治療をやめてしまっていたのです。

治療の中断は高い確率で合併症の進行に繋がることを知っていたのでこれは大きな問題だと思うと同時に患者との向き合い方を変えなければいけないと思うようになりました。

それから私は何よりも患者との良好な関係を重視するようになりました。そして生活指導については、方向性を示すのみで、「できる、できない」には介入するというよりも、できないことに共感することに徹するようになりました。すると、面白いことに患者は今までよりもずっと多くのことを教えてくれるようになり、自分で解決策を考えてくれるようになった人さえ出てきたのです。通院を続けてくれている限り、血糖コントロールは良くならないまでも悪くなることはほとんどありません。

たとえ9％、10％のＨｂＡ1ｃが続いていても、1年や2年で合併症は悪くなりません。そして、半年、1年、2年と経って振り返ってみると、いくつもの課題がなぜか解決され、血糖コントロールもいつのまにか改善していたということが高い確率で起こることが経験的にわかってきました。

生活習慣の改善が成し遂げられることを、我々は「行動変容」と呼びますが、この頃に経験した何人かの患者が、私に「行動変容は起こそうと思って起きるものではなく、自然に起きるものなのだ」ということを教えてくれたような気がします。

付け加えると、行動変容は自然に起きるものなのですが、それにはいくつかの条件が整う必要があって、それには、おそらく主治医との良好な関係性も含まれると思われますし、強調しておきたいのは、家庭や仕事がうまくいっているということも大切な条件の一つだと思われるということです。

うまくいっている人たちは特別なことをしていない

私のクリニックに初診で訪れる患者の中には他の医療機関で糖尿病の治療がなかなかうまくいかずに口コミなどで来院するケースもあります。そして、そのような人たちはしばしば、「気を付けているのに良くなりません」とか、「いろいろなことをやってみているのですが結果が出なくてどうしたら良いのかわからない状態です」と訴えます。

しかし、そういう人に、何に気を付けているのか尋ねてみると、まず食品交換表を使っている人が皆無であることはいいとして、肉は控えている、野菜をたくさん食べている、というのが必ずといってよいほど返ってくる答えです。

そして、朝食は必ず食べていますか？とか、主食と副食をバランスよく食べていますか？と質問すると、朝は基本的に食べていないとか、ご飯はなるべく食べずに野菜中心の食事にしているなど、健康的な食生活という視点から見れば、誰もが基本的なことと感じるであろうことができていないことが多いのです。

通院患者の中でも「○○が糖尿病によいと聞いて食べています」「○○は悪いというので食べていません」というような話をしてくる人はなかなか良くならないグループに属していることが多いです。

そのような考え方は、患者自身だけでなく、家族や友人たちと共有されていることがよくあり、きっと普段から、「○○は身体に良いから大丈夫、食べな！」とか「○○はたくさん食べたほうがいいんだよ」などと、良い食べ物、悪い食べ物話に花を咲かせているのではないかと推察されます。

そういう話が大好きな人たちはとっかえひっかえ良い食べ物を探してきて、患者のためを思って勧めているのだと思いますが、実際には治療の妨げにしかなっていないのです。ご家族がその一人にならないよう注意してほしいと思います。

ベジファーストについて

近頃特に流行っているのが、食事の最初に野菜類を食べるというベジファーストです。しかし、本来はご飯とおかずと汁物があれば、それを順番に一口ずつ食べていく、いわゆる三角食べを基本と考えたいです。昔は小学校で給食の時に指導していたこともあるそうです。野菜を最初に食べると血糖値が上がりにくい、あるいは太りにくいということは、臨床研究の結果としては出ています。

ただし、その意味は決まったエネルギー量で決まったメニューの食事を普通に食べた場合と野菜から最初に食べた場合とを比較した場合にどうかという話ですし、統計学的に有意の差があるとしても、その差はどれだけ重要な意味があるのかということを考える必要が本当はあるのです。

例えば人差し指と薬指でどちらが長いかを統計学的に検討すれば、どちらが長いかは科学的結果として明らかになります。でもそれが日常生活において何の意味があるかといえば、大した意味はないのではないかと思います。

もし本当に減量目的で野菜を食べる順番を工夫したいのであれば、私ならベジファーストよりむしろベジラストのほうを勧めたいと思います。ご飯や肉、魚など、いわゆる主食をどのくらい食べるかあらかじめ決めておいて、先にそれを食べます。それで満腹感が得られなければ、エネルギー量にほとんど関係しない野菜・海藻・キノコ類などをあとから食べてお腹を満たせば、摂取エネルギーを増やさずに満腹感を得られるのではないかと考えます。

とはいえ、私はベジラストも決してお勧めしているわけではありません。とても一生続けられるようなことではないと思うからです。結婚式までに何号のドレスを着られるようにしたいとか、スポーツ選手が試合に向けて目標体重まで計画的に減量したいという話ならわかります。それらの場合は目的を達したらその後リバウンドしても良いような話だからです。

糖質制限は特殊な食事療法

10年ほど前に話題になり、現在も影響を受けている人が多いのが糖質制限です。糖質制限を糖尿病の食事療法として勧めているのはごく少数のドクターで日本の糖尿病学会の治療ガイドラインに示されている栄養バランスとは大きく違いますし、欧米でも糖質制限を糖尿病の食事療法として推奨しているガイドラインはありません。流行ったのは日本だけで、世界的に見れば常識とはかけ離れた考え方ということになると思います。

しかしその影響なのか、糖尿病の治療がうまくいかないと悩んで私のクリニックを受診した患者の中には、「ご飯はほとんど食べてないのですが、何がいけないのでしょうか」という人は少なくありません。糖尿病の食事療法としては、ご飯は少なければ少ないほど良いと思い込んでいるのです。中には奥さんがご飯を食べさせてくれないという人もいます。

私はそのように思い込んでいる人たちに、「騙されたと思って1カ月ご飯を食べてみてください。次回の診察の時、もし今より血糖値が高くても体重が増えていても、体調に異変が起こるようなことは絶対にありませんから安心してやってみてください」と話します。するとと次の診察時には「すごく体重が増えるかと思っていましたが、意外と増えませんね。ＨｂＡ１ｃが下がっていてびっくりしました」などという人が多いのです。

教育入院をするとその時だけは血糖コントロールは改善するという話をしましたが、私もかつて教育入院を受け持っていました。

その際にはもちろん食品交換表に基づいて炭水化物50％の食事がでるわけで、その食事でほぼ全ての患者の血糖値が大幅に改善し、およそ２週間の入院期間中に２kgから３kg体重が減って皆さんが退院していくという経験をしているので私にとっては何の不思議もない結果なのですが、糖質制限の理論を刷り込まれた人にとっては驚きに感じられるようです。

食品交換表を使うのは日本独特の指導方法

食品交換表についてここでもう少し詳しく説明しておきます。『糖尿病食事療法のための食品交換表』は日本糖尿病学会が1965年に制作した日本独特のもので、世界に類がないといっても言い過ぎではないと思っています。以後、8回ほど改訂を加えながら現在でも多くの病院で行われている教育入院の食事教室で使用されています。全ての食品を6群に分けてあり、1単位80キロカロリーとして一単位の食品の目安量が記されています。食事ごとに、用意した食材の単位計算をし、主治医の指示した単位数の食品で食事を用意するというのが食品交換表を用いた食事療法のやり方です。

食品交換表には1日の総単位数に応じて単位構成例が示されており、教育入院ではその単位構成で食事をするように指導されているのが現実だと思います。食品交換表の改訂時にその単位構成が変更されると、そのことが日本糖尿病学会のシンポジウムなどで重々しく解説されたりするので、患者個人がその構成を自由に変更してよいという感じではありません。

いずれにしても教育入院では食品交換表の指導をされるので、退院後しばらくは患者も使おうとすると思いますが、ほとんどの人はだんだん使わなくなっていきますし、面白いことにほとんどの糖尿病専門医に聞いても、食品交換表を使うようにはっきりと指導してはいないという答えが返ってくると思います。

医師の中にも糖尿病を発症した人は少なくないわけですが、私の知る限り、ドクターでこの食品交換表を使っている人は一人もいません。

教育入院を担当させられるような若くて熱心なドクターや管理栄養士は、患者や家族に食品交換表の使用を勧めます。私自身もそういう時期がありましたが糖尿病専門医としての経験を積むにつれて、食品交換表は使わなくてよいと考えるようになりました。

ただ1つだけ例外なのは、これから出産しようとする妊婦の糖尿病患者の場合です。妊娠中に血糖コントロールが悪いと、子どもに奇形が発生するリスクが出てきますし、流産、早産、帝王切開になる確率も高くなることが知られています。

そういった理由で糖尿病患者が妊娠出産を希望する場合には、妊娠準備期間中から可能な限り正常に近い血糖コントロールが求められるため、食事管理をできるかぎり正確に行うためのツールとして食品交換表は非常に優れていると思います。

しかしこれは特殊なケースであってそれ以外の食事に食品交換表を使う必要性はないと考えています。

一生続けられないことは最初からやらないほうがよい

糖尿病の自己管理として行うことは、「一生無理なく続けられる」というのが大切なポイントです。糖尿病は一生付き合っていく病気だからです。

ベジファーストや糖質制限もそうですが、一見、糖尿病に良い方法に思っても、必ず「一生続けるか、続けられるか」という観点で見直してみてください。「ひと月や半年、1年ならやるかもしれないが、一生はできない」と思ったら、最初からやらないほうが良いと思います。

理想的な減量スピードは1年に3kg

糖尿病を上手にコントロールするための生活改善は、「急がずゆっくり」が基本です。普段、診療をしていると、「来月の診察までには○kgやせてきます」などという人がいますが、たいていは約束は実現されず、最悪の場合、次の受診日に来にくくなって治療が中断などとなってしまうリスクも出てきてしまうので、そのような目標は立てないように私はお話ししています。それに、体重でいえば、100kgを大きく上回るようなケースは別ですが、1年に10kgといったようなケースはほぼリバウンドします。

例えば外来で、1カ月に3kgというような減量が見られた場合、患者は「今月はダイエットできたから先生も喜んで褒めてくれるに違いない」という雰囲気で報告してくることがあります。ところがその患者から見れば意外かもしれませんが、私は「ちょっと急に体重が減っていますがどうかしましたか?」と尋ねます。

私にとって大事なのは患者の健康管理に対する考え方や生活状況であって、体重やHbA1cもそうですが数値ではないので、やせるための期間の目安などはあまり言いませんが、質問を受けた時には参考までに好ましいペースについてお話しします。

太っていて7~8kg体重を減らすとしたら、1年で3kg、2年で5kg、3年で7~8kgというくらいのペースで減らしていくのがベストです。それを超えて急にやせると、ほとんどがリバウンドしてしまうことが経験上わかっているのでその時点で失敗だと判断し「リバウンドの危険性があるので、もう少しゆっくり取り組みましょう」と注意します。

私は病院で教育入院も担当し、いわゆる食事療法という意識で患者の指導をしていましたが、「健康的な食生活を目指してできることからぼちぼちやれば良い」というような、いわば甘い医師になってからも患者に対して指導をしていないわけではありません。

むしろ毎回のように、「当たり前の健康的な食生活が大事なんですよ」ということをくり返し、くり返しお話ししています。私だけでなく看護師や管理栄養士にも協力してもらいながらそれを伝えています。

すると、いつしか患者や家族とも話が合うようになっていき、大きな船が方向転換するようにゆっくりと少しずつ健康的な生活のほうに変わっていってくれます。

まずは考え方が変わり、その後に行動が変わっていくのです。そのようにして変わっていった生活習慣はもとに戻りにくくなり、よい習慣が維持され、検査データなどは自然にどんどんよくなっていきます。

人間は誰も毎日毎日同じような生活を続けることはできないし、たまには発散したり、心ゆくまでおいしいものを楽しんだりすることも必要なことだと思います。我慢していた甘いものを一気食いしたり、バイキングでこれ以上食べられないくらい食べたりすれば、その時には血糖値は相当上がるでしょう。測ってみれば400位はいくかもしれません。

でも何が起こるわけでもないのです。すぐに具合が悪くなるのはむしろ低血糖で、一時的な高血糖では何も起こらないと私は信じています。

私のクリニックには1000人以上の定期通院患者がいて、高齢者も少なくないので、1年に何人かは脳梗塞を起こしたりする人はいますが、そのような事象が直前の食べ過ぎによって引き起こされたと思われたことは未だかつて記憶にありません。

そういったことを焚きつけるわけでは決してありませんが、そんなに心配する必要はないということは確かだと思います。そうでなければ私は年がら年中、夜に叩き起こされているでしょう。

HbA1cについて

HbA1cは、患者本人も家族も非常に数値を気にすることが多い検査なので少し理屈をお話ししておきます。

ヘモグロビンとは、赤血球の中にあって酸素の運搬役を果たしているタンパク質の一種です。赤血球には120日という寿命があって、その間一緒に流れているブドウ糖の濃度（これを数字で表したものが血糖値）に応じてブドウ糖と結びついて糖化ヘモグロビンというものになります。

糖化したヘモグロビンのパーセントがHbA1cという検査の値なのですが、これは最近2カ月くらいの平均血糖値とよく相関することがわかっていて、糖尿病の診断や血糖コントロールの良し悪しの指標によく使われています。

その正常値はおおざっぱに言えば5％、6％は境界域、7％は間違いなく糖尿病域です。この検査の値を患者だけでなく家族も気にされることが多いためか、HbA1cの値を巡って、患者と家族のあいだに波風が立つことがあります。

0・1％でも上がっていると、悪くなったと判断されて家族から「この前、○○をしたのがよくなかった」などと責められたり、逆に0・1％でも下がると、「良くなった」という解釈で黄門様の印籠みたいに使われてしまい、逆に家族がイライラしたりするといったことが起こる場合があるようです。

しかし、実はＨｂＡ１ｃという検査は、そこまで精度が高くありません。ＨｂＡ１ｃは通常月１回しか検査しませんが、たまたま何かの事情で同じ日に２回検査をした場合、本来は同じ数値がでないとおかしいはずですが実際には０・２％くらいは変わることが珍しくありません。

０・１％や０・２％の変化を根拠に判断を下すのはやめたほうがよいということがわかると思います。

解釈するのであれば０・５％刻みくらいに大きくとらえて、かつグラフ化するなどして半年くらいの期間で変化の傾向を見るのに使うことをお勧めします。

付け加えるのであれば、ＨｂＡ１ｃの変化から、「あれをしたのがよくなかった」とか、逆に「あれをしたから数値が下がった」などと考えるのはやめたほうがよいということをお話しします。

例えば、健康的な生活の一環として、私は朝食を抜かずに食べることを全ての患者に強調していますが、「朝食を食べるようになったらＨｂＡ１ｃが上がった。食べないほうがよかった」という解釈になってしまうことがあり得ます。

ＨｂＡ１ｃが上がろうが上がるまいが、もう少し言えば糖尿病であろうがあるまいが、毎日朝食を食べていたほうが良いことに変わりはないのです。

イベントについて

外来で患者が、「先日娘の結婚式があって食べ過ぎてしまって」とか「一週間旅行をしてきたので今月はＨｂＡ１ｃが上がってしまったと思います」とお話ししてくれることがあります。

そんな時の私のリアクションは「それは、おめでとうございます」「どこに行ってきたのですか？　何がおいしかったですか？　どこが良かったですか？」というものです。私はいつも「イベントの時は周りの人と同じように食べていいですよ」と話していますので、患者が旅行に行って帰ってきた時などは外来でもお土産話に花が咲きますし、病院外の飲食店で患者と一緒になった時も、普通に挨拶したりお話ししたりします。

実際にそういう機会に食べ過ぎたために何かが起こったなどというケースを経験したことはありませんし、血糖コントロールが悪い人はイベントの時というよりも普段の生活に問題がある場合がほとんどですから、ご家族で楽しいイベントをされる場合には、他の家族と一緒に楽しんで大丈夫なのです。

遺伝について

糖尿病は遺伝するということで、結婚について悩んでいる、あるいは結婚しないほうがよいと思っている人がいるとしたらとても悲しいことだと思います。

遺伝的素因が強くて若い年齢に糖尿病を発病してしまったり、近親者に糖尿病で透析になった人や脳梗塞で倒れたりする人がいて自らの将来をとても心配している患者もいますが、過剰な心配は不要です。糖尿病で透析になっている親族がいたとしても、ナチュラルヒストリーという観点から説明したように、透析になるまでに20～30年かかるとすれば、その人は20～30年前の糖尿病治療を受け、社会的にも昔の環境でそのような結果になっているわけです。

1990年と2024年を比べると、この30年で糖尿病治療は様変わりしました。その恩恵として、昔のような厳格な食事制限は必要なくなっています。これから先もどんどん糖尿病治療は進化していくはずです。過去の結果でこれからの予想をたて自らの人生の可能性を狭めてしまう必要はありません。日本人の4割に糖尿病素因があるという説もありますので、遺伝のことばかりを考えずに、結婚についても悲観する必要などないと思います。

糖尿病治療の目的は「糖尿病がない人と変わらない寿命と生活の質を確保すること」

日本糖尿病学会が出している『糖尿病治療ガイド』の冒頭に、糖尿病治療の目的は「糖尿病がない人と変わらない寿命と生活の質を確保すること」と書いてあります。

食品交換表で食生活を縛りながら生活の質を確保するというのは矛盾していないのかと突っ込みたくなるのですが、糖尿病治療の目的が単に血糖値やＨｂＡ１ｃを良くしておくことではなく生活の質を落とさないことにあるという考え方には大いに賛成です。

生活の質の良し悪しを何で判断すれば良いのかということは哲学的なテーマになると思いますが、それは単に身体に障害を起こさないという単純な目標を超えて、「人生において最も大事なものは何なのか」ということにまで及ぶはずです。

人それぞれにいろいろな大事なものがあると思うのですが、誰にとっても上位に入るものとして家族があるのではないかと思います。糖尿病の治療を優先するあまりに、縁あって仲良く一緒に暮らしている夫婦や家族の人間関係にひびが入ってしまったり、誰かの人格が低く評価されてしまったりする結果になるのは本当に残念でもったいないことだと思っています。

そうならないために、ぜひ本章で述べたような正しい基本認識を持ち、患者の寿命と生活の質を確保できるよう、家族と一緒に糖尿病治療に取り組んでほしいと思います。

第3章

糖尿病だからといって特別なことは必要ない

糖尿病患者と家族の生活上のチェックポイント

生活習慣を作っている3つの要素

糖尿病（特に2型糖尿病）が生活習慣病としての一面を持っているというのは確かです。なので糖尿病の治療が長期にわたって上手くいくようになるためには生活習慣の修正がある程度は不可欠であるということもまた事実です。

しかし、どんな人にとっても生活習慣を変えることは簡単なことではありません。そしてそれには理由がありますし、その理由を理解してもらうことが生活習慣の改善（糖尿病の療養指導の世界では行動変容といいます）にむけて必要な一つのステップになるはずだと私は考えているため、診療時間に余裕があって少しゆっくり話せる時などに、私は患者や家族にある話をします。それは「生活習慣を作っている3つの要素」という話です。

私が考えるところによると、生活習慣というものは3つの要素で作られています。そしてその3つが全てそろわない限り、どんな行動も生活習慣にはなりえないのです。つまり、生活習慣が変わる（行動変容が起きる）のは、そのうちの少なくとも一つが変わった時ということになります。それは以下の3つです。

①できること
②したいこと
③すべきだと思っていること

一つずつ簡単に説明します。

①の「できること」というのは、当然のことでわかりやすいと思います。例えば体質的にお酒を飲めない人にお酒を飲む習慣がつくはずがないことは誰が考えてもわかります。「できること」というのは習慣になる大前提であることはわかりやすいと思います。

②の「したいこと」というのも、「まあそうだろうな」と納得してもらえると思います。「したい」という気持ちがなければ習慣にはならないということです。お酒は飲めば飲めるけれど、そんなに飲みたいとは思わないのでほとんど飲んでいないというのはあり得ることです。1年中、体調が悪くさえなければお酒を飲んでいる人は、間違いなく、お酒を飲みたいと思っている人です。これもわかりにくくはないと思います。

そして、生活習慣について考える際に最も大きなポイントになるのが③です。「すべきだと思っていることしか習慣にならない」というのは、①②とは違ってちょっとわかりにくい、あるいは、「そんなことはない」と感じる人もいると思います。

喫煙習慣があって「タバコをやめたいが、なかなかやめられない」といっている人のケースをあげて説明してみます。

「①タバコを吸うことができる」環境にいるし、「②タバコを吸いたい」から喫煙が習慣になっているというのは誰しも納得できるとしても、「③タバコを吸うべきだと思っている」ということには首をかしげる人が多そうです。

しかし実際に、本人によく話を聞くと、その3つがそろっています。つまり、吸える環境にあるし、吸いたいし、タバコを吸うべきだと思っているのです。

そういう人は口では「タバコをやめたい、やめたい」と言いますが、じっくり話を聞いていくと、実は心の奥では「タバコを吸うべきだ」と思っていることがうかがえます。

例えば、仕事の合間にタバコを吸うのが一つのルーティーンになっていて、職人さんなどに多いのですが難しい作業の前には必ず一服するなど、仕事を成功させるために喫煙が必要だと思っている場合がよくあります。昭和30年代に「生活の句読点」というタバコのポスターのコピーがありましたが、まさにそのような役目をタバコが果たしていると、その人は感じているのです。

あるいは、タバコが仕事仲間でコミュニケーションをとる一種のツールになっているという場合もあります。仕事先の人が全員タバコを吸っていて、ともに一服しながらコミュニケーションをとるのが常になっているので、それがなくなると仕事に差し支えると考えているようなケースです。

ほかにも「タバコをやめると太る」という人もいます。これはちょっとこじつけのような部分がありますが、それにしても本人としては「タバコを吸うべき」という理由の1つになっているのです。

よくよく話を聞いていくとこのように、「自分はタバコを吸うべきである」「やめるべきではない」と思っていることがわかってきます。

「運動しない」にも当てはまる3つの要素

「○○しない」というほうの習慣では、「できない・したくない・すべきでない」の3つがそろっています。例えば運動でいえば、「自分は運動できない」「運動したくない」、そして「運動すべきではない」という3つがそろっているのです。

この場合の「すべきではない」は、自分は運動するような人間ではないという意味だったり、運動すると身体を壊す場合があるからすべきではないという意味だったりします。季節によって「夏は暑いから熱中症を防ぐために運動すべきではない」とか、寒い地域の冬なら、「地面が凍っているかもしれず、危ないから運動すべきではない」というようなことになります。いろいろと理由を見つけて「すべきではない」と思い込んでおり、それが一つひとつ消えない限り行動変容は起きないのです。

私が患者に伝えたいのは、「そんなふうに考えていたらダメだ」ということではありません。自分の心の中の「考え方」が生活習慣を作っていることを、知ってほしいということです。私は診療の時に患者にも同じように話します。

「実はあなたの生活習慣は、あなたが『できる・したい・すべき』と思うことで成り立っています。特に『すべき』という考え方によってたとえ健康上は誰もが悪いと認めてる喫煙という習慣であってさえ固められているのです」

できる・できないというのは、環境などの条件があって自分では変えられない部分があると思います。しかし、「すべき」という考え方の部分はその人がそう考えているだけで、意外と変わりうる部分です。

そこで、「考え方」を柔らかくするきっかけにするために、3つの要素の話をしているのです。

行動変容は起こさせるものではなく、「起きるもの」

私は生活習慣を変えることについて、決して強制や無理強いはしません。一つには、これまでの診療経験で、そんなことをしなくても糖尿病が急速に悪化するわけではなく、すぐに取り返しがつかない段階まで進むわけでもないことがわかっているからです。

悪くなっていくにしても1年余りの期間がかかりますし、網膜症ならば眼科検診を定期的に受けておいてもらい、必要に応じて眼科的に対処してもらえれば失明などには至らないからです。

もう一つには生活改善（行動変容）を無理やり起こさせようとしても、弊害ばかりが大きくて良いことは何一つないからです。喫煙の問題で家族がやってしまいがちなことで煙草を隠してしまうなどがあります。

これは孫などが「本気で煙草をやめたいがやめられない。いっそ家に煙草がなければやめられるのに」などという心にもない患者の言葉を真に受けて、患者のためと思ってやってしまうことが多いのですが、患者は自分で言っておきながら激怒して家族が患者を見捨ててしまうようなエピソードが起きることがあります。

不思議なことに、人によって時期は違いますが、通院期間が長くなるにつれて生活習慣に変化が見られ始めます。例えば「お酒を減らすのは絶対に無理」といっていた人が、「最近はビール1本にしています」と話してくれることがあります。「えっ、それでいいのですか」というと「いいのです。飲み会やイベントの時は飲みますけど、普段はこれで十分だと思えるようになりました」などと説明してくれます。

「タバコはやめられない」といっていた人が、気がつくとタバコをやめていたり、「朝食を食べるのは難しい」といっていた人が、しばらくすると「最近は朝食を食べています」といったりすることもあります。

生活習慣を変えるのは誰にとっても難しいものですが、だからといって固定されたものではありません。家族の方々には「自分たちがやいのやいの言わなくてもいつかは変わるでしょ」くらいに考えておいてもらえれば十分かと思います。

いずれにしても、人に言われたくらいで簡単に行動変容は起きないのです。それは医師やその他の医療スタッフが言っても同じです。

ですから、私はいろいろな情報を提供したり、方向性を示したりはするのですが、あとは本人の内面的な変化を待ちます。いつ変化が起こるかはわかりませんから、待つというよりも「付き合う」という言葉のほうがあたっているかもしれません。

家族も患者に無理強いしたり、「それはやめないといけない」「こうしないといけない」などの強い言葉で促したりしないで、患者と付き合ってもらえたらと思います。

実のところそちらのほうが行動変容が早く起きそうな気がするのです。

健康的な食生活への「4段のハシゴ」

私は患者や家族に、生活改善の強要や厳しい指導はしませんが、健康的な食生活を身に

食生活の「4段のハシゴ」

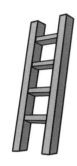

つけるための基本的な考え方については「ハシゴをのぼる」という話で伝えています。

これは、糖尿病のデータが良好で落ち着いている患者たちがどんな食生活を送っているのかということや、逆に良くならない患者たちがどんなところで引っかかっているのかがわかってきたため、良くなるための最短距離が示せればと思って考案したものです。

この例え話のポイントは「ハシゴ」というところにあります。ハシゴは必ず1段目から順に登らなければなりません。1段目から2段目、2段目から3段目へと登る必要があり、もし3段目まで登ったと思っても1段目部分が壊れると崩れてしまいます。その場合はすごろくゲームのように、また1段目から登ることになります。

「4段のハシゴ」では、ハシゴの1段ずつに食生活の基本的なポイントを割り当てているのですが、「4つのポイント」というのとは違います。4つのポイントであれば、どのポイントから実践していってもかまいませんが4段のハシゴなので、順番が重要で、1段目のことができていなければ2段目のことには取りかかれません。いったん1段目のことができて2段目に進んでも、もし1段目のことがおろそかになれば、そこまで戻ってやり直します。

このようにいうと、厳しい指導のように聞こえると思いますが、そんなことはなく、本当に食事のごく基本的なことをあげているだけです。ただ、良くならない患者に限って基本的なことをとばして、他のことを試しだしてしまう傾向があるので、大事なことから意識をずらさないために4段のハシゴの話を考案したのです。

この例え話をするようになったのは5年ほど前ですが、考案した甲斐があって、「何に気を付ければ良いのですか?」というような意味のない（?）話が長々と繰り返されることがなくなり、話がとてもシンプルでわかりやすくなったと感じています。

できるできないに関しては私たちには立ち入ることができない部分もあるでしょうし、患者自身が解決していくしかない問題だと私は考えているので、「どうしたらできるか」という部分についてはほとんどアドバイスしません。

ましてや「わかっちゃいるけど止められない」という部分には付き合っても意味がないので一緒に笑っておしまいにしています。ですが繰り返しになりますが、いつのまにか行動変容は起きていることが多いのです。

4段のハシゴそれぞれの具体的な意味

●1段目：3食をきちんと食べる

1段目は「3食をきちんと食べる」ということです。つまり、朝食を抜いたり、夜遅くに夜食をとったりしないで、一般的な時間に朝食、昼食、夕食をとるようにします。言葉にしているのは食事のことだけですが、これを実践するには、「規則正しく生活する」ことが必要になります。

朝はそれなりに早い時間に起きなければ朝食をとれませんし、午前中の仕事や予定は計画的に切り上げなければ昼食を昼食時にとることはできません。夜遅くまで起きていると、朝寝坊をして朝食をとれなかったり、胃腸の状態からとりたくなくなったりするので、夜はしっかり寝るということも必要になるかもしれません。

したがって、3食規則正しく食事をとるためには、起きる時間、寝る時間、食事の時間というところから生活のリズムを作ることが必要になります。

血糖コントロールがうまくいっていない患者には、こういった生活の基本的なリズムができていない人がいます。ここがクリアできないうちは何をやってもなかなか良い結果はでてきません。

ただ、そのような人が真面目でないとかそういうことではなく、この問題は仕事と結びついていることが多いのです。

例えば、タクシーの運転手や運送業、飲食業など、時間が不規則な仕事が多々あります。

私のクリニックに来ている患者では酪農家の人がいて、牛の世話をするためには自分の食事時間を気にしていられないということでした。朝4時から昼まで働いているため、朝食と昼食が一緒になってしまうということです。

会社員でも忙しい人はなかなか規則正しく食事をとれない場合が少なくありません。その人が真面目かどうかということより、多くの場合は仕事が理由になっています。

これは、先ほど述べた習慣を作る3つの要素の「すべき」ということにも関係していきます。「仕事があるのに食事などとっている場合ではない。食事より仕事を優先すべき」という考えがベースにあることが多いからです。

そういった「考え方」は十分に理解できる部分があるので、「そうですよね。そのお仕事の状況では難しいですね」と共感しつつ、大事なことはぶれずに伝えるようにしています。「ただ、現実にはここができていないとなかなか良いコントロールを得ることは難しいです。貴方の場合はお仕事がハンディキャップになっていますね」などと伝えます。すると、その後、職場の状況が変わったり、人によっては仕事自体が変わったり、仕事は変えなくても自分で解決策を考えたりということが出てくる例が多いです。

「最近はけっこう規則正しく食事をとっています。コツがつかめました」といってくれる人もいます。ちなみに酪農家の人は、働く時間をシフト制にすることで、食事時間を確保したようです。

「仕事のためには決まった時間に食事などとっている場合ではない」という考え方には「健康は当たり前の存在」であるとか「病気は悪くなっても治せる」とか実際にはそうともいえない患者の思い込みも関与していることもあります。

比較的若い患者たちは糖尿病のような慢性疾患と付き合ったことがありませんし、治らない病気といってもピンとこずに普段は忘れて仕事に励んでいることも少なくないはずです。それでも通院をかさねていけばこれらの問題もいつのまにか自然と解消されていきます。

●2段目：主食と副食のバランスはほぼ同量に

1段目の「3食をきちんと食べる」ができるようになったら、2段目に移ります。

健康的な食事のわかりやすい例は、ご飯食を中心とした日本型の食生活です。洋食や中華料理を食べてもかまいませんが、日本食が最もイメージしやすいです。そして、日本食でも洋食でも中華料理でも、「ご飯をはじめとする主食と副食（おかず）は同じくらいの量にする」というのがハシゴの2段目の内容です。

ご飯とおかずを同じ容器に入れるタイプの弁当箱に仕切りを入れるとすれば、弁当箱のちょうど真ん中に仕切りがくるイメージです。

主食とは、ご飯をはじめパンや麺類といったおもに糖質源となるものを指し、メインのおかずを主菜、ほかのおかずを副菜といいます。ご飯に限らず主食に対して、主菜・副菜の合計量がほぼ同量になるようにします。

私は最近、このことを特に強調するようにしています。というのは、糖質制限の流行によって、「ご飯が少ないほどよい」「ご飯はカットできればしたほうがよい」という誤った考え方が広まっているからです。

仮に糖質制限の考え方に従ってご飯を極端に減らしたり、カットしたりすると、その分、おかずの量が増えます。お弁当箱のイメージでいうと仕切りが極端にご飯側に偏っていておかずが多いか、仕切りがなくて全部がおかずという状態です。

糖質制限食を提唱する人たちは、糖質以外は食べられるので自由な食生活だといいますが、実際はそんなことはないはずです。糖質は主食だけでなくパン粉や小麦粉を使った料理の全て、芋類、豆類、根菜、大部分のお菓子類などに含まれるので、糖質制限食はたいへん制限の大きい食事です。

目の前にあるもののざっと半分は食べられないような窮屈な食生活になってしまい、食べる楽しみも奪われることになります。

私のクリニックにも、糖質制限を実践しているという人が何人か来院しました。転居などの都合で他院から移って私のクリニックに通うようになった人たちです。その人たちの話を聞いていると、糖質を食べることに強い恐怖心をすり込まれています。糖質を含むものはニンジンなどの根菜も含めて徹底的にカットし、おやつはナッツだけなど、かわいそうなくらい窮屈な食生活を送っています。

それで、「糖質を食べても大丈夫ですよ。むしろご飯とおかずを半々に食べるのが健康的な食生活であり、世界中の糖尿病治療ガイドラインにも糖質を半分程度摂取することが推奨されています」と話します。糖質制限食を提唱する人たちは「ご飯を食べると太る」といいますが、私のクリニックに来院する１０００人以上の糖尿病患者に「主食と副食のどちらを多く食べていますか？」という質問をしていくと、太っている人には圧倒的にご飯よりおかずが多い人、いわゆる「おかず食い」の人が多いです。その頻度は肥満者の８割～９割に達すると思います。

「おかずでも肉でなく魚ならよいのではないか」「野菜の割合が多ければ太らないのではないか」という質問を受けることも多いのですが、患者に聞き取りをした結果では、おかずの種類は問わず、肥満者にはおかず食いの傾向が見られます。

逆にやせている人の大部分にはおかず食いの傾向は見られないことが多いです。つまり、おかずの内容よりも重要なのはご飯（主食）とおかず（副食）のバランスなのです。

ちなみに、昔の日本人は今よりもはるかに多くのご飯を食べていましたが、その頃の糖尿病患者は少数でした。それを考えても、ご飯が糖尿病の原因とはいえないことがわかります。

ご飯とおかずのバランスについては、あとで詳しくお話しする糖尿病の3大合併症の1つである腎症との関係も問題です。腎機能が低下してきた時、摂取を控える必要が出てくるのは、塩分とタンパク質です。そして、これらはほとんどおかずに入っています。

そのため、将来的にもし腎機能が低下してきたら、弁当箱の仕切りをおかず側にずらすイメージで、おかずを減らしてご飯を多めにする必要がでてきます。もともとの食生活を、弁当箱の仕切りが真ん中にあるニュートラルな状態にしておけば、腎機能の低下が見られ始めた時も、その延長線上で実践できます。つまり、弁当箱のイメージで仕切りをおかず側にずらすだけでよいので行いやすいのです。

この時、糖質制限をしていたらおかずが極端に多い食生活、つまり弁当箱の仕切りが大きくご飯側に寄っている状態から、逆の方向のおかず側に、極端に変化させなければならなくなります。

4段のハシゴのうち、引っかかりやすいのがこの2段目です。野菜に関しては確かにカロリーは低く理論上食べ過ぎになるはずがないのですが、肥満していてやせられないといってくる患者たちに、あまりにも「野菜を多く食べている」という人が多く、野菜といっても「野菜料理」を野菜といっているケースが多いので、「野菜料理もおかずとして考えてください」という主旨で指導するようになったという経緯があります。

高カロリーのマヨネーズやドレッシングを大量にかけないことも大切です。サラダとか人参スティックやセロリをそのまま食べるような場合には、カロリーは低めとして考えるのが理論的なのですがそれでは成果が上がりにくいことが多いので「ご飯とおかずを半々」に落ち着いています。

●3段目：嗜好品は適量に

1段目の「3食をきちんと食べる」、2段目の「主食と副食のバランスはほぼ同量に」がクリアできたら、次は3段目です。「嗜好品は適量に」というのが3段目の内容です。

甘いものやお酒などの嗜好品は、糖尿病の人には禁忌と思われがちですが、そんなことはありません。ただ、極端に食べ過ぎないようにして適量に、つまり普通の範囲内の量にすることが大切です。

普通の範囲内というと漠然としているし、人によっても感覚が違いますが、そのあたりはアバウトでかまいません。例えば鯛焼きやどら焼きを1個食べるのは普通の範疇ですが、毎日たい焼きを食べるとなると、「そんな人います?」という話になります。そのくらいの感覚で、甘いもののコントロールは十分であると私は感じています。甘いものは人生の楽しみとして重要ですし、その程度の食べ方で決定的に糖尿病の経過が左右されたという人を私は経験していないのです。

お酒に関しては、量の問題もありますが、飲酒する時としない時で食べるものも変わってきます。特にハシゴの2段目の整合性は毎日飲酒する場合には取りにくいかもしれません。アルコールの適量はよく1週間のアルコール量でいわれていますので、休肝日がつくれれば飲める量が増やせるということになります。適量の目安は1日平均でビールはロング缶1本（500㎖）、日本酒は1合（180㎖）、焼酎なら半合（90㎖）です。缶チューハイはアルコール度数によりますが、5％程度ならビールと同じ程度です。ウイスキーやブランデーならダブル1杯（60㎖）、ワインなら200㎖です。

ときたま飲むとしても一度に日本酒1升とかウイスキー1瓶などというのは明らかに飲み過ぎで普通の量とはいえません。

これも長い通院者にはほとんど見られません。いつのまにか行動変容が起きています。

●4段目：やせるには食事を1割減らす

1段目・2段目の内容に加え、3段目の「嗜好品は適量に」も実践できたら4段目に行きます。4段目の内容は「やせるには食事を1割減らす」ということです。ここで初めて食事全体の量の問題が出てきます。

「やせるには」ですので、現状の体重がオーバー気味で減らしたいと思う人が対象です。その必要性を感じていない人は3段目までのことを続けるだけでかまいません。

「1割減らす」といってもエネルギー量などを計算する必要はなく、ざっくりとした見た目で1割減らすだけでけっこうです。ただし、重要なのはご飯もおかずも同じように1割減らすことです。ご飯だけを減らさないように注意します。2段目の「主食と副食のバランスはほぼ同量に」という内容は、そのまま続いていることを忘れないようにしてください。

しばらく続けても、もし体重が減らなかったら、またそこからバランスを保った状態で1割減らします。このようにすれば、いずれは必ず体重が減ってくるはずです。何を食べなければいいのか、とか何を食べればいいのかという堂々巡りに戻らないためにも最終的には量のコントロールが必要であるという原則論に戻してあげる必要があります。

ハシゴの4段目に至るまでにご飯とおかずが半々ということが本当に身についていれば最終的にはご飯の量で全体量をコントロールする事ができる筈です。

患者は皆、食べているご飯の量はかなり正確に把握されています。わからなくなっているのはおかずの量であることが多いのでその場合はハシゴの2段目が実は怪しいということが往々にしてあります。その場合には2段目に戻って気を付けてもらうようにお話しします。

以上で4段のハシゴは完成です。4段を順番に登っていくことで、規則正しい食事と生活ができ、主食とおかずをバランスよくとれ、嗜好品は適量に抑えつつ、必要に応じて健康的に体重を減らすことができます。

ちなみに、私は時々患者や家族に「ハシゴの5段目以降はないのですか?」と聞かれることがあるのですが「5段目以降は趣味の世界です」とお答えしています。糖尿病の治療という意味では、4段目までで十分（合併症が進行しないという意味で）なので、あとは「やってもやらなくてもよい」「興味や関心に応じてやってもよい」という意味です。

例えばご飯に麦を混ぜたり、玄米や胚芽米にしたりするということは5段目になります。6段目があるとしたら、そこで初めて「肉より魚のほうを多めにする」など、食材選びの項目が出てきます。サプリメントなどはさらに上の段になります。

こういった5段目以降の項目を、4段目までができてないのにやっても、ほぼ意味はありません。健康的な食生活を構築するには重要度の順番があり、特に1段目を棚上げにして自分にもできそうなことから手を出したとしても、期待するような成果はまず上がりません。

ブレスロー博士の7つの健康習慣

私は糖尿病の問題を家族ぐるみで解消する方法として、ごく当たり前の健康的な食事・生活を家族全体で身につけることを提唱しています。しかし、健康的な食事・生活といっても、漠然としていてとらえどころがないと感じる人もいると思います。

私がいくら健康的だと考えてもそれが正しいという根拠がなければ説得力もありません。そこで私のクリニックでは公衆衛生の世界では有名できちんとしたエビデンス（科学的根拠）もあるものとして、「ブレスロー博士の7つの健康習慣」を紹介しています。

これは1970年代に米国・カリフォルニア大学のレスター・ブレスロー教授が発表し

た健康習慣のリストです。ブレスロー博士は、数千人のカリフォルニア住民に対する聞き取り調査とその後の追跡調査をもとに、健康寿命の増進に役立った7つの習慣について発

ブレスロー博士の７つの健康習慣

① 喫煙をしない
② 定期的に運動をする
③ 飲酒は適量を守るか、しない
④ 1日7～8時間の睡眠をとる
⑤ 適正体重を維持する
⑥ 朝食を食べる
⑦ 間食をしない

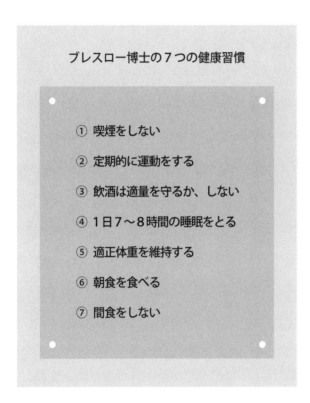

表したのです。

その内容はごく一般的な内容ですが、患者が気づいていない不健康な生活習慣を認識してもらうのに大いに役立っています。

①喫煙をしない

糖尿病は血管病といわれることがあります。糖尿病で身体のどこが悪くなってしまうかといえば、目や腎臓や末梢神経や心臓、脳、足などと様々な場所が挙げられますが、いずれにも共通するのが、血管が傷んでくることでそれらの場所に障害が起きてくるということです。タバコの成分は糖尿病がなくても血管障害性があり、動脈硬化も進んでしまいます。

ですから、特に糖尿病の人は禁煙したほうがいいのですが、糖尿病があってもなくても喫煙をしないということが健康的な生活には欠かせない要素の一つとして挙げられています。

ブレスロー博士の7つの習慣は、ハシゴの話とは違って必ずしも大事な順番に並べられているわけではありません。最近はタバコにも加熱式タバコや電子タバコといったものも一般的になっています。多少なりとも紙巻きタバコよりは悪さは少ないとの話もありますのでとりあえずはそれらに切り替えるようにするのも、一歩前進になるのかなとは思います。その気になったら、今はあちこちの医療機関で禁煙外来も開かれていますから、そういうものを活用するのもよいと思います。禁煙外来では、禁断症状を抑えながら禁煙をサポートする治療をしてもらえます。

②定期的に運動をする

ブレスロー博士の調査結果にも定期的な運動習慣のある人のほうが健康寿命が長いという結果が出ています。

糖尿病の自己管理にも、もちろん適度な運動は役立ちます。運動をすることで、ブドウ糖の筋肉への取り込みが増え、血糖値は下降します。もちろん運動は糖尿病の悪化要因になる肥満の改善にも役立ちます。

また運動には、糖尿病によって促進されやすい動脈硬化を抑えるＨＤＬコレステロール（善玉コレステロール）を増やす効果もあります。

もちろん糖尿病以外の人の健康作りのためにも運動はたいへん効果的です。体重管理に役立つほか、体力・筋力の維持、血行促進による肩こりや冷えの改善、心肺機能を向上させて疲れにくくするなど、運動には多くのメリットがあります。最近注目されているのは認知症の予防効果です。習慣的に行っている運動の量が多いほど認知症の発症が少なくなるという知見がでています。

あなたは糖尿病なんだから運動したら？　ではなく、ぜひ家族も一緒に運動してほしいと思います。まずは散歩がてら夫婦で話をしながら歩くとか、少し遠くまで買い物に行く、少し遠くのレストランにランチを食べに行く、犬を散歩させるなど、楽しみも加えながら一緒に運動できればベストです。

一般的には時間は1日30分とか、ウォーキングなら8000歩が目安などとよくいわれますが、それだけやらないと効果がないわけではありません。そうした基準に縛られなくても、できる時にちょこちょこ運動しましょう。そういう姿勢のほうが長続きします。

寒い日や暑い日、外が凍っている時などに危険を冒して外で運動する必要はありません。出るのが億劫な日などには、家の中でスクワットをしたり、踏み台昇降をしたりするのも良い方法です。

③飲酒は適量を守るか、しない

お酒の種類による一応の目安量はハシゴの3段目の説明で述べた通りです。ここでは飲酒について、特に糖尿病治療をしていく上で知っておいたほうが良いと思われることについてお話しします。

よくお酒の種類による違いについて質問されるのですが、アルコール飲料に含まれる糖分の量などは大きな違いを生じさせず、あくまでも摂取するアルコール量の問題です。「ビールや日本酒は糖分が多いからダメだが焼酎やウイスキーは糖分がないから大丈夫」などということはありません。それはアルコール自体が一種の薬であり、薬理作用を発揮してしまうからです。さらに難しいのはアルコールに対する身体の反応には個人差が大きいのと、同じ人でもその時の体調で一定の反応を示すとは限らないことです。つまり、アルコールの血糖値に対する影響は予測が難しく、飲んだことで血糖値が上がるのか、下がるのかさえわからないとしかいいようがないのです。もちろん一緒に食べるものの影響もあります。血糖値が上がることを心配する人が多いと思いますが、実際に危険なのは予想外に低血糖になってしまうことです。低血糖症状とアルコールによる酩酊の区別はつきにくく、適切な対処が遅れてしまう可能性もあります。血糖値が上がることを心配して糖質を控えながら飲むようなことはかえって危険なのでしないほうが良いということを覚えておきましょう。

もう一つ、アルコールと飲み薬の関係という意味でも大事なことがあります。多くの薬が肝臓で処理されて身体に溜まらないようになっているのですが、アルコールの処理に肝臓の能力が多く使われてしまうと薬の処理が追い付かなくなることがあり得ます。それによって薬の副作用が出やすくなるという側面もあります。特に2型糖尿病に広く使用されているビグアナイド剤（メトホルミン）はアルコールとの相性が悪いことが知られています。非常にまれではありますが、命にかかわる乳酸アシドーシスという副作用が起きる危険がありますから、この薬を飲んでいる人の深酒は特に注意が必要です。

いずれにしても量が多くなると影響が大きく出てくるため、飲んではいけないわけではありませんが「量が過ぎないこと」が大切であるといえます。

④ 1日7~8時間の睡眠をとる

ブレスロー博士の調査によれば、1日7~8時間の睡眠をとるほうが健康寿命が長くなりやすいという結果が出ています。

忙しいとつい睡眠をとることを二の次にしがちですが、本当は忙しい時ほどしっかり睡眠をとる必要があります。

参考までに、私が医師になって最初に診た患者の話をします。60歳の男性で、心筋梗塞を起こして救急搬送されてきた人です。糖尿病でしたが、ごく軽く、血糖値もそれほど高くありませんでした。幸い緊急措置が効果を発揮して、間もなく症状は落ち着いてきました。

よく話を聞いたところ、その人は中小企業の社長でした。アメリカから新商品を輸入して新しい事業を展開しようとしていたところで、無理を重ねて睡眠時間も削り、あちこち飛び回っていたそうです。もともと体力に自信があったようですが、それが裏目に出たのでした。糖尿病自体は軽くても心筋梗塞や脳梗塞を起こす頻度が高いのは病院では有名な話です。特に日本人は仕事を優先して、自分の休養や睡眠を二の次にしがちです。健康を保って元気に働くためにも、1日7～8時間の睡眠をしっかりとることが大事です。

この部分には、ぜひ家族から気を配り、「あまり無理しないでね」「睡眠時間をしっかりとってね」と声をかけてほしいと思います。

⑤適正体重を維持する

肥満を防ぎ、すでに肥満している人は解消して、適性体重を維持することも大事です。ただ、私は普段の診療で、「体重を何キロ減らしてください」といった指導をすることはほとんどありません。

4段のハシゴやブレスロー博士の7つの健康習慣の内容を実践していたら、太り過ぎている人も自然に適正体重に近づいていくからです。体重の目標などを決めてしまうと数値達成自体が目的になってしまい健康的な生活を身につけるという本来の目的から外れていいってしまうことが往々にして起きやすいからです。

ですから私は、「体重は気にしなくていいですよ」「やせようとして余計なことをしないでくださいね」とむしろくぎを刺すことが多いです。

⑥ 朝食を食べる

4段のハシゴの1段目に「3食をきちんと食べる」という項目がありますが、ブレスロー博士の7つの健康習慣には、特に朝食をとることがあげられています。3食の中でも、一定数の人たちにとって難しいのが朝食をとることです。

外来でも、朝食をとる習慣がない人からは「朝食なんてとったら仕事にならない」「時間がない」「家族は誰も食べていないのに自分だけ食べるわけにはいかない」など、さまざまな理由をあげて朝食の摂取を拒否する人が少なくありません。

糖尿病の改善という意味でも、朝食をきちんととることは3食の中でも特に大事なようです。夜の間に空腹になったうえ、朝食を抜いて昼まで食事をとらないと、昼食をとった時に同じ量を食べても余計に血糖値が上昇するという現象が知られています。

それに空腹時間が長くなると身体が次の食事の時に栄養を身体にため込もうとしやすくなるらしく、1日2食にすると同じカロリーでも3食に分けて食べるよりも体重が増えやすいといわれています。相撲部屋では体重を増やすことが重要なので、経験的に体重を増やしやすい1日2食にしていると聞いたことがあります。

いろいろな生活習慣上の困難があるとしても、工夫すれば朝食をとれる場合もあると思います。大げさな朝食でなくても、前の日にコンビニエンスストアで買っておいたり、前日のちょっとした残りものをとったりしてもよいのです。

そのうちに「朝食をとらずに仕事に行くのは無理」みたいになってきます。

⑦間食をしない

ブレスロー博士の調査では間食をしない人のほうが健康寿命が長いという結果が出ているのでしょうが、私のクリニックではハシゴの話でも述べた通り、甘いものも含めて間食は特に禁止ではなく、適量ならＯＫという方針でお話ししています。

一生間食をしないというのは現実的ではないし、間食は人生においての大切な部分だと考えているからです。

目標は「無意識に○が増えていく」こと

私はブレスロー博士の7つの健康習慣を、患者の生活習慣の変化をチェックするために活用しています。それぞれの項目について「○＝できている、×＝できていない、△＝どちらともいえない」のマークで自己判定してもらうのです。

初診の時にチェックしてもらうと、生活習慣病の専門クリニックを訪れる初診患者らしくたいていの場合、相撲の成績に例えるならば大きく負け越しになります。

その時に私が必ずお話しすることがあります。7つの項目の○×△の付き方はそれこそ十人十色なのですが、その人が○をつけた項目については誰も大変だとか努力して○にしているという意識がないということです。そして、自分が×の項目を○にしなさいといわれたら、それがどの項目であるかにかかわらず、とても困難なことに思えるということです。

例えば「朝食を食べる」に○が付く人にとっては朝食を食べることは当たり前のことで自然にそうしているだけですが、×を付ける人にとっては朝食を食べない、あるいは食べられない理由が山ほど上がってくるわけです。全てが○という人もすごく健康に気を使っているという意識があるわけでも、意思が強い人というわけでもなく、自然とそうなっているだけのことなのです。

なので仮に貴方がこの先全ての項目が○になるにしてもそれは我慢し続けるというようなことではなく、環境の変化もあるでしょうし、本人の考え方の変化でそうなることもあるのですが、いずれわかると思いますが自然にだんだんと○が増えていきますよ、とお話しします。

逆にいうと、自然に無意識にできるようになったことしか、結局は長続きしません。我慢がそんなに長く続けられる人など世の中にはいないからです。

ですから、一生懸命、我慢や努力をして無理矢理○にする必要はありません。その一方で、今は絶対に無理だと思っていても、自然に無意識にできるようになった先例も多いことをお話しします。実際、いろいろな患者の経緯を見ていくと、○が減るとか×が増える人はまずいません。○は元々自然とできていることだからです。ペースは人それぞれですが、必ず×が減って○が増えていきます。

前のカルテをひっくり返してその記録を見ると、初診時は全て×だったのが、1年くらいで丸が5つになる人もいます。「ここに最初に来た時は0勝7敗でしたけど、今は5勝2敗で勝ち越していますね」と、冗談をいって笑い合うこともあります。

7つの健康習慣の○を増やしていけば、体重も血糖値も必ず良い方向に変化します。ですから私は、体重や検査値の変化より、7つの健康習慣の○の増え方にいつも着目しています。それができれば、体重や検査値の改善はあとからついてくるからです。

7つの健康習慣に○×△をつけることは、どこの家庭でも簡単にできます。糖尿病患者のための7項目というわけではなく、全ての人に勧められる健康習慣なので、患者だけでなく家族も一緒にチェックしてみてください。

患者の特徴・健康状態		カテゴリーⅠ ①認知機能正常 かつ ②ADL自立		カテゴリーⅡ ①軽度認知障害～認知症 または ②手段的ADL低下 基本的ADL自立	カテゴリーⅢ ①中等度以上の認知症 または ②基本的ADL低下 または ③多くの併存疾患や機能障害
重症低血糖が危惧される薬剤（インスリン製剤、SU薬、グリニド薬など）の使用	なし	7.0%未満		7.0%未満	8.0%未満
	あり	65歳以上75歳未満 7.5%未満 （下限6.5%）	75歳以上 8.0%未満 （下限7.0%）	8.0%未満 （下限7.0%）	8.5%未満 （下限7.5%）

出典：一般社団法人日本糖尿病学会「高齢者糖尿病の血糖コントロール目標（HbA1c値）」

高齢者の血糖コントロールについて

現在の日本人の平均寿命は女性約87歳、男性約81歳ですので、後期高齢者の年齢で糖尿病の治療をしている人も増えていると思います。高齢者の糖尿病治療においては、長期の合併症予防は目標にはならず、日々の体調維持とともに認知症の予防、あるいは進行防止がより重要なテーマになってきます。

高齢者は多数の薬や複雑な服用法では飲み忘れや誤服薬などの頻度も高くなること

に加えて、薬剤による副作用も出やすいため、血糖コントロールの目標を若い世代の患者の場合よりも高めに設定し、高血糖よりも低血糖を起こさずに糖尿病の治療を続けていくことが優先されるようになります。

現在では日本糖尿病学会でも通常の基準とは別に、高齢者の血糖値コントロールの目標を出しています。一般的には治療をしていく上でのＨｂＡ１ｃの目標値は合併症を長期間にわたって出さないようにするためには６・５％未満、合併症を進行させないための目標としては７・０％未満といわれていますが、高齢者の場合は年齢や健康状態、服薬の状況などに応じて６・５〜８・５％という基準値が設定されています（右ページの図参照）。

ともすれば高齢者でも若い人と同じようにＨｂＡ１ｃ６・５％未満％を目指したり、あるいはできるだけ低いほうがよいという認識を持っていたりすることがあります。すると「８％はかなり悪い。何とかしなければいけない」ということになりがちです。

注意したいのは年齢や使用している薬の種類によってはＨｂＡ１ｃの下限値も設定されていることです。例えばインスリン製剤やＳＵ薬、グリニド薬などと分類されている治療薬を用いている75歳以上の場合、ＨｂＡ１ｃの目標下限値は７・０％です。低ければいいわけではなく、低すぎてもいけないとされているわけです。

薬物療法には副作用の一定のリスクがありますし、血糖値を下げるメリットと低血糖を起こすリスクという両面から若い年齢の患者とは違う目標値が示されているわけです。低血糖は認知機能の低下やうつ症状を招いたり、心臓病発作や脳梗塞の引き金になったりする危険も指摘されていますので十分な注意が必要です。

高齢の糖尿病患者の家族は、こういった事情を知っておき、高齢者のＨｂＡ１ｃは低いほどよいわけではないことをよく認識しておくことが大事です。

そこで私のクリニックでは、高齢者のＨｂＡ１ｃの目安として、「年齢の10分の１を目安にして、それを超えなければよいですよ」と説明しています。例えば75歳なら７・５％、80歳なら８・０％、85歳なら８・５％が目安ということになります。

こういった目安も頭に置いたうえで、家族は特に高齢者の場合には血糖値が上がることよりも低血糖になりそうなこと、例えば食欲がなくていつものように食事がとれない場合に薬をいつも通りに飲ませて良いのかどうかなどを主治医に普段から質問して確認しておきましょう。

低血糖を防ぐという意味では間食はむしろ有益ですし、高齢者はカロリー不足になりやすくなってきますから、甘いものはあまり制限しないで、積極的に勧めるくらいのほうが良いかもしれません。

糖尿病の治療を続けていく原動力は家族

ハシゴの話にしてもブレスロー博士の７つの健康習慣にしても、もちろん患者本人がやる気にならなければ実践することはできません。

診療の合間などに患者の話を聞いていくと、「自分が元気でいたい」「長生きしたい」ということはもちろんあるのですが、その根本には、「子供の成長を見届けたい」「子供が卒業するまで元気でいたい」「子供の結婚式に出なくては」「長年連れ添った妻と旅行などをして楽しみたい」など、家族に関係する希望や目標が圧倒的に多いのです。

「一家の大黒柱として自分が頼りにされている」「自分には家族を幸せにする役割がある」などという気持ちは、間違いなく治療を続けていくモチベーションになるはずです。


糖尿病患者の家族には、自分たちが患者のモチベーションを支える存在であることも認識したうえで「何々を食べてはダメ」「そんなに飲んでいいの?」などと監視や非難に走るのではなく、良好な夫婦関係や家族関係をより深めるようにしていってほしいと思います。

「頑張って糖尿病をよくして一緒に楽しもうね」「いつまでも元気でいてもらわないと困るからね」「忙しそうに飛び回っていて心配。もう少し自分の身体を気づかってね」などという声かけは、患者のモチベーションを高め、生活改善を促すパワーになります。

そうした家族の意味や役割も意識しながら、患者を支えてもらえればと思います。

第4章

糖尿病と
腎臓病の関係を知る

糖尿病患者を
透析にさせないためのポイント

糖尿病性腎症による透析患者が増え続けている

糖尿病の3大合併症は「糖尿病性神経障害・糖尿病網膜症・糖尿病性腎症」ですが、このうち現在の日本で最も問題視されているのが糖尿病性腎症です。

糖尿病性腎症は、腎臓の働きが慢性的に落ちていく慢性腎臓病の一種で、進行すると最終的には腎臓の機能を機械などで肩代わりする人工透析療法が必要になります。

人工透析を受ける患者は近年増え続け、現在では約35万人に及んでいます。その原因疾患として最も多いのが糖尿病性腎症で、人工透析を受ける患者の4割以上を占めています。

人工透析は、本来は腎臓が行っている血液の濾過を人工的に行うもので、患者自身の腹膜を利用する腹膜透析と、血液を透析装置に循環させる血液透析があります。大部分の透析患者が行っているのは血液透析で、標準的なやり方では、週3回、1回4時間ほどかけて透析装置で血液を濾過します。

人工透析は、患者自身にとって負担が大きいうえ、高額な医療費がかかり、いろいろな面で社会的負担が大きい治療法でもあります。

そのため、国も問題視し、何とか増加に歯止めをかけようとしています。そんな中で、透析導入の原因疾患のトップである糖尿病性腎症が注目されているというわけです。

患者本人のためにも家族のためにも、また社会のためにも、糖尿病性腎症で人工透析が必要になる人を減らすことが重要です。

糖尿病の患者や家族には、できるだけ早い時期に糖尿病と腎症との関係を知ってもらい、人工透析が必要にならないようにしてほしいと思います。

糖尿病性腎症には、ほかの糖尿病の代表的な合併症である神経障害や網膜症と比べて難しい部分があります。

私のクリニックでは、開院からもうじき25年が経とうとしている現在まで、糖尿病性神経障害で足を切断した症例や、糖尿病網膜症で失明した症例は1人も出ていません。

しかし、糖尿病性腎症によって人工透析を始める人は、年に1～2人くらい出ています。

これには理由があります。糖尿病性腎症で人工透析が必要になるのは、通常、末期腎不全と呼ばれる状態になってからですが、それ以前に「この段階になったら将来的に人工透析が必要になることは避けられない」という時点があります。

その時点を過ぎてから治療が開始された場合、将来的に人工透析に至ることはどうしても回避できないのです。

そういう患者の場合、最善の治療を尽くしたとしても、いずれは人工透析が必要になります。そんなケースで透析に至る人が年に1~2人くらいは出ているのが現状です。

糖尿病性腎症には「引き返せないポイント」がある

糖尿病性腎症を含めた慢性腎臓病には、病気の進み方を段階で分けた病期分類というものがあり、「ステージ」とも呼ばれます。

通常、1期（ステージ1）から5期（ステージ5）に分かれており、3期だけは3a期と3b期に分かれています（最近ではabに分けない傾向になってきていますが、ここでは分ける方法で説明します）。

この中の３ｂ期は、腎臓の機能を示すｅＧＦＲという数値が45～30の段階をいいます。ｅＧＦＲとは推算糸球体濾過量という数値で、腎臓で一定時間内に濾過される血液量を推定して腎機能の程度を示す指標です。糸球体とは、腎臓の中にぎっしり詰まっている微細な血液濾過装置のことです。

ちなみにｅＧＦＲは、糖尿病患者の定期検査の時はもちろん、通常の健康診断などの血液検査の結果としても、該当する年齢・性別の基準値とともに記載されていることが多いので、どなたも自分の値をチェックしておくことをお勧めします。

３ｂ期は、だいたい腎臓の機能が正常値の半分くらいまで失われた状態です。先ほど述べた「この段階になったら将来的に人工透析が必要になることは避けられない」という時点とは糖尿病性腎症で３ｂ期に入った時のことを指しています。

糖尿病性腎症で３ｂ期になるまでには、一般に糖尿病になってから15年ぐらいかかります。ですから、そんなに早い時期とはいえませんが、腎臓の機能としてはまだまだ余裕があります。

腎臓は、尿を作るほかにも血圧や血液の調整、体内のミネラルの調整、骨の維持など多くの重要な働きを持ち、生命維持に関わる重要な臓器です。そのため、かなり大きな余力を持っています。もともと腎臓に備わった機能の50％程度が失われたとしても、まだ十分に役目が果たせるほどの余力が備わっているのです。

腎臓は左右一対ある臓器ですが、事故や病気などで一方の腎臓を失ったり、身近な人などへの腎臓移植のドナーになったりした場合でも、通常は残った一方の腎臓によって問題なく健康を維持できます。これももともと腎臓という臓器に大きな余力があるからです。

したがって、３b期になったからといってすぐに生活に困るほど腎機能が落ちたということにはなりません。しかし、それ以降、腎機能が急激に低下していき、その低下を止めることはできないので、３b期の時点で将来的に人工透析が必要になることが確定してしまうのです。そのため、３b期のことを「ポイントオブノーリターン（引き返せないポイント）」と呼んでいます。

そこで、腎臓に着目した場合、糖尿病の治療では、「腎機能が3b期にいたらないようにする」ということが一つの重要な目標になります。

弁当箱の仕切りを真ん中にするイメージで主食とおかずを半々に

糖尿病性腎症を防ぐ食事は、「ご飯を中心とした日本食にして、主食とおかずをバランスよくとる」ということで糖尿病とまったく同じです。ご飯とおかずを一緒に詰める一体型の弁当箱なら、その仕切りを真ん中にするイメージで、ご飯とおかずをほぼ同量とるようにします。

「おかずに偏った食事にしない」ということがポイントです。なぜなら、腎臓に負担をかける塩分やたんぱく質はほとんどおかずに含まれているからです。次におかずに含まれている腎臓に負担をかける成分について一通り解説しておきます。

・塩分（ナトリウム）

ナトリウムは生体に常に一定の割合で含まれており、生命維持に欠かせない重要なミネラルです。実際には私たちはナトリウムのほとんどを塩化ナトリウム、つまり塩分としてとっています。

腎臓は体内のナトリウムの調整も担っておりますが、動物は進化の過程で海から陸上に上がるために塩分を身体に蓄える仕組みを発達させてきました。そのために塩分を排泄する仕組みよりもため込む仕組みが勝っていて、私たちが塩分をとり過ぎると、その過剰を是正しきれなくなってしまいます。

塩分が身体に溜まりすぎている一つの症状が高血圧として現れてくるのですが、皮肉なことに腎臓内部の血圧が高くなると血液から老廃物を濾しだす働きをしている糸球体と呼ばれる部分が高い圧力によって物理的に障害を受けてタンパク質が漏れ出すようになります。

そして漏れ出たタンパク質は今度は下流の細かい管を詰まらせ、腎機能障害が進行していくことになってしまうのです。そのため、腎臓障害を進ませないためには塩分を減らすことが重要になります。

私が勧めている日本型の食事は世界でも健康食として評価されているのですが、唯一の欠点として塩分が多くなりやすいという点に注意が必要です。塩の他に醤油、味噌といった塩分を多く含む調味料が日本食では使用されるからです。

食事に含まれる塩分は、ほとんどがおかずに含まれています。ご飯には塩分は含まれていないので、おかずが多いほど食事全体の塩分が多くなり、腎臓に負担をかけやすい食事になります。味付けを薄味にすることも大切ですが、おかず自体が多くなればやはり塩分を多くとることになってしまいます。

・タンパク質

タンパク質は身体の構成材料になる成分であり、体内では新陳代謝に伴って絶えずタンパク質の分解・合成が行われています。タンパク質が分解される時にできる尿酸その他何種類かの代謝物は、どれも身体に残ると害になる成分なので、速やかに排泄しなければなりません。その排泄も腎臓が担っています。

そのため、タンパク質を多くとるほど腎臓に負担がかかります。もっともタンパク質は身体の材料として必須の成分ですから、適量はとる必要があります。タンパク質は、卵、肉類、魚介類、大豆・大豆製品、牛乳・乳製品などに豊富です。ご飯にもタンパク質は含まれますが前述の他の食品に比べると少量です。

基本的には、ご飯とおかずをほぼ同量とることで過剰なタンパク摂取をある程度防ぐことができます。おかずが多くなると、それだけタンパク質も多くなって腎臓に負担をかけてしまいやすくなります。

・リン

リンは、身体にとって重要なミネラルです。体内のリンの約8割はカルシウムと結合したリン酸カルシウムとして歯や骨の成分になっています。残りは神経や脳、筋肉などにあってエネルギー代謝に使われています。

このようにリンは重要な成分ではありますが、体内に増え過ぎるとさまざまな弊害を招き、心血管系の病気や骨の異常などを起こすリスクが高まります。そのため、腎臓が体内のリンの量を調整する役目を担っています。

リンの摂取量が多過ぎる時は、腎臓からそれだけ多くのリンを排泄してバランスを保つ仕組みになっています。そのため、リンの摂取が多過ぎると腎臓に負担をかけることになります。

リンは自然の食品ではタンパク質に含まれるので、卵、肉類、魚介類、大豆・大豆製品、牛乳・乳製品などタンパク質源となる食品に多く含まれます。また、ハム、ウインナー、ベーコン、練り物、インスタント食品といった加工食品の多くには食品添加物のリン酸塩として入っています。

リン酸塩は、食品の保水性や結着性を高めたり、肉類の発色を安定させたりする作用があるため、多くの加工食品に食品添加物として使われているのです。

したがって、タンパク質源や加工食品を多くとるほど、リンの摂取量も多くなって腎臓に負担をかけることになります。

リンもおかずを多くとるほど摂取量が増える成分なので、その意味でもおかず（副食）

が主食（ごはん）を上回らないような食事をとることがリンのとり過ぎを防ぐことにも繋がります。

腎機能に合わせて弁当箱の仕切りを移動させる

私は主食とおかずの割合について、よく「弁当箱の仕切りを真ん中に」と話します。これは、腎機能が落ちてきた時にも応用しやすいからでもあります。

現在、腎機能が正常であれば、ご飯とおかずが同量で問題ありません。そして、将来的にもし腎機能が落ちてきた時には、おかずの割合を減らす必要が出てきます。腎臓に負担をかける塩分、タンパク質、リンなどはおもにおかずに含まれるため、おかずを減らすことで腎臓の負担を軽くできるからです。

その時、患者や家族に「弁当箱の真ん中に入れていた仕切りを少しおかず寄りにしてください」と伝えるとイメージをつかんでもらいやすいのです。その後も腎機能が落ちるにつれて、おかず寄りに仕切りを動かしていきます。つまり、おかずの割合を少なく、その分ご飯を多くしていきます。

一般的に腎臓に負担の少ない食事＝腎臓病食の特徴は塩分とタンパク質を抑え、その分糖質と脂質でエネルギー量を確保する食事形態です。

私のクリニックでは、少なくとも腎臓病の予防や初期段階では、そうした細かい計算の指導などは行わずに、弁当箱の仕切りの話をし、「おかず主体にしないでください」「ご飯とおかずは半々に」といった指導を中心にしています。

ご飯とおかずをバランスよくとることで結果的に塩分などが抑えられます。それで十分な効果があがります。ただし、必要に応じて、管理栄養士がより細かい指導をすることももちろんあります。

私が大学病院に勤めていた時代にこんなケースがありました。

糖尿病性腎症が悪化して入院してきた60代くらいの男性患者がいて、私は病棟担当医として食事の指導を行いました。腎臓病に対応した食事なので、タンパク質を控えめにする必要から、割合としてはご飯が多めの食事になります。

その指導をしたところ、「これまで外来でご飯を食べるなと指導されてきたのに、今になってまったく逆の指導をされるとはおかしいではないか。今までの食事指導は何だったのか」と憤り始めたのです。外来では担当医が油物とご飯を控えめにするよう指導をしていたそうです。

実際には、腎機能が健全であるうちは多少おかずが多い食事をとっても、タンパク質の代謝物、塩分、リンなどを腎臓で処理できます。できれば腎臓が元気なうちからご飯とおかずのバランスをニュートラルにして、できるだけ腎臓への負担を少なくしておくのが望ましいのですが、それをしなかったからといって腎症に直結するわけではありません。

しかし、患者から見れば、「ご飯を控えるように指導されていたのだから他に食べるものといえばおかず中心にならざるを得なかった」「外来で指導されていた食事をとっていたから私の腎臓が悪くなったのではないか」と病院に不信感を抱いたようでした。

大学病院ではガイドラインに沿った食事（炭水化物が総エネルギーの概ね半分）を指導

していたはずなのですが、一食に食べるご飯の量を決めるようにという食品交換表の指導が「ご飯は少ないほうが良い」というふうに誤解されてしまっていたのかもしれません。

透析開始は年に１人いるかいないかで透析阻止率は県のトップ

糖尿病性腎症で、将来的に人工透析が必要になるかどうかは、前述したポイントオブノーリターン、つまり病期分類の３ｂ期になっているかどうかで決まってきます。そのため、初診時に３ｂ期を過ぎている患者については、ゆくゆくは人工透析が必要になることが確定しているわけです。

しかし、いずれ腎機能が下降していってやがて人工透析が必要になることは確実だとしても、その落ち方をできるだけ緩やかにすることはできます。腎機能の変化をグラフ化して可視化してみると、右に向かって下向きになっていることは変えられませんが、その角度を急激ではなく浅くしていくことは可能なのです。

私のクリニックでは、３ｂ期を過ぎていない人に対しては、とにかく3ｂ期にいたらないようにという視点、３ｂ期を過ぎてしまった人に対しては、グラフの下降線を緩やかにして人工透析の導入をできるだけ遅らせるという目標をもって治療を進めていきます。

生活上の注意については塩分を控えることやたんぱく質摂取を減らす食事指導と並んで、水分を多くとるということがとても重要なポイントの一つです。腎臓は正常では1分間に１００㎖もの血液をろ過している通り、非常に血流が豊富に流れ込む臓器です。その流れ込む血液量が減ったり濃縮（脱水）されたりすると不可逆的な障害を起こす危険があるのです。

腎臓には左右それぞれに約１００万個もの糸球体という血液ろ過装置があるといわれています。腎機能が低下してくるということはその糸球体の数が減ってきてしまうということとほぼ同じことで、その原因は炎症や高血圧による動脈硬化による血管の詰まりなどさまざまですが水分不足や熱中症による脱水も弱くなっていた糸球体の血管が詰まってしまう原因になりえます。

私は腎機能低下を進ませないために毎回のように患者に水分を多くとるように、喉が渇かなくても水を飲むように、外出や畑仕事の際には出かける前にコップ一杯の水分をとるようにと指導していますが、それでも５月から９月にかけての暑い時期に腎機能を落としてしまう人が毎年出てきてしまいます。腎機能の低下は一時的なこともありますが、多くの場合は完全には元の腎機能には戻りません。人によっては夏が来るたびに階段を一段また一段と下りるように毎年腎機能を下げてしまう患者がいます。

一日にどれくらいの水分をとれば良いのかというと、かなり多めで、1日少なくとも2リットル以上は取ってほしいです。一度にたくさん飲むというよりも1時間に１００㎖くらいずつ、少しずつ飲むのが理想的といわれています。最近は目盛りが表示されている携帯用の水筒もありますのでそのような便利グッズを利用しても良いかもしれません。

減塩については「気を付けています」といってもなかなかあてにならないことも少なくないので私のクリニックではおしっこを検査に出して、尿に含まれている塩分量から前の日の塩分摂取量を推定する方法で検査もしながら塩分制限ができるように指導を続けています。透析になると週に3回も病院にいって毎回半日透析を受けなくてはならなくなるので、透析導入が見えてくると本人も家族も熱心に治療に取り組んでくれます。

このような取り組みが実を結んだのか、私のクリニックで人工透析が必要になる患者は、常に通院している約1300人のうち、年に1～2人いるかいないかです。さらに、2023年の統計では、透析阻止率が県内の医療機関でトップだったという知らせが届けられました。

その統計はある製薬会社が行っているものです。うちのクリニックが行っている保険診療の項目の1つに「糖尿病透析予防指導」というものがありますが、そのための指導料を算定するにはいくつかの条件があります。例えば、医師の資格や糖尿病指導の経験、「医師だけではなく看護師や管理栄養士でしかも透析予防指導の経験があるスタッフが多職種でチームを組んで指導すること」などの算定基準が決められているのです。

そのうえで、指導による効果をまとめて報告することも義務づけられています。つまり、糖尿病透析予防指導を行っている患者全体の腎症の進行状況や血糖コントロールの状況などを報告しなければならないのです。

このデータは情報公開されており、どの医療機関でどのような成果が上がっているかがわかるようになっています。それを製薬会社が解析したところ、私のクリニックが糖尿病透析予防指導を行っている県内の医療機関の中で透析阻止率がトップだったと教えてくれたのです。

ここでいう透析阻止率は、具体的には腎機能の指標であるｅＧＦＲの低下率の低さを意味しています。つまり、腎機能の低下の仕方を緩やかにするという意味で成果があがっているということです。

初期から腎臓を守る薬を上手に使えば透析は防げる

最近では腎臓を守る働き（腎保護作用）を有することが明らかになってきた降圧薬や元々は糖尿病治療薬として開発され、その後の臨床データから腎保護作用を併せ持つことが明らかになってきた薬剤（ＳＧＬＴ２阻害系薬剤、ＧＬＰ－１受容体作動薬）などで顕著に透析導入を遅らせる効果が期待できるようになってきています。

腎臓では、まず血液を濾して尿のもとになる大量の原尿を作ったあと、そこから大部分の水分とアミノ酸、糖などを再吸収して血液に戻し、最終的な尿を作ります。

ＳＧＬＴ２阻害薬は、この時に糖の再吸収を阻害する薬です。それによって再吸収されなかったブドウ糖はそのまま尿中に排泄されるためその分血糖値が下がるわけですが、発売後の臨床研究で腎機能低下スピードを遅らせる効果（腎保護作用）が明らかにされました。

ＧＬＰ－１受容体作動薬はもともとは腸管から食後に分泌されてインスリンの分泌を促すＧＬＰ－１という成分の働きを強める製剤として世に登場した薬ですが、ＧＬＰ－１受容体作動薬がインスリン分泌を増やすだけではなく、さまざまな臓器に作用することが明らかになり、その一つとしてやはり腎臓を保護する働きが明らかにされた薬です。

ほかにも、ＭＲ拮抗薬という薬が２０２２年に2型糖尿病を合併する慢性腎臓病の薬として承認されました。これは、血圧を上げる作用をするホルモンの働きを阻害して血圧を下げ、腎臓を守る働きをする薬です。

このような優れた薬が登場したため、食事や生活の管理をしながら上手に使っていくことで、人工透析導入を以前より遅らせることが可能になっています。

３ｂ期以降は腎機能の低下を完全にフラットにはできませんが、その角度をかなり緩やかにできるようになってきたのです。

第 5 章

病院・医師選びは患者と家族で行う

信頼できるパートナーの見分け方

基本的に内科の医師を選ぶ

糖尿病をしっかり管理して合併症を起こさない、あるいは進めないためには、医療機関への通院を欠かさないことが大切です。しかし、どんな医療機関でもよいわけではなく、その役目をきちんと果たしてくれる信頼できるところにかかる必要があります。

糖尿病患者と家族にとって、病院（診療所を含む、以下同じ）選びは病状の成り行きを大きく左右し、病院、医師、看護師その他の医療スタッフは、患者と家族にとって糖尿病治療を続けていくうえでの大事なパートナーです。家族も患者と一緒に信頼できる病院を探し、万一問題があると感じる時には転医も検討することをお勧めします。

基本的な条件としては「内科の医師にかかる」ことです。例えば、整形外科に腰の治療などでかかっている場合に、ずっと通っているのでそこで糖尿病の薬も出してもらっているといったケースが実際にありますが、そういうかかり方はお勧めできません。

かつては「外科、内科、整形外科、泌尿器科、皮膚科」など多くの診療科を標榜することが珍しくなかった時代もありました。今も外科や婦人科などが専門でも、「内科は医師なら誰でも診られる」というスタンスで診療している医師がいます。

そんな病院が近くにあってかかりつけにしていると、患者としては便利なのでついでに糖尿病の薬も出してもらうということになりがちです。しかし、少なくとも内科以外を専門とする医師ではなく、内科の医師にかかるようにしてください。

内科の中でも糖尿病を専門に診る医師は「内分泌代謝」という領域になりますが、内分泌代謝を専門にしている医師や標榜している医師はあまり多くありません。そこにこだわって選択肢を狭めるより、まずは内科医にかかるようにお勧めします。

ちなみに内科の中のカテゴリーとしてはほかに、消化器内科、呼吸器内科、循環器内科、神経内科、腎臓内科などがあり、大きな病院ではそれぞれの診療科があったり、クリニックでもこれらを標榜したりする医師がいます。

いずれも内科ですので糖尿病患者がかかってよいと思いますが、中でも最近、糖尿病をうまく診てくれる医師が多いのが循環器内科の医師だと思います。循環器内科とは内科の中でも主に心臓疾患を診療している内科のことです。

糖尿病では3大合併症のほかにも、高血圧や脂質異常症などを合併する患者が多く、その結果として動脈硬化による狭心症や心筋梗塞など循環器内科領域の合併症を起こしやすいという特徴があります。

そのため、循環器内科の医師が糖尿病を診る機会が多くなり、心筋梗塞の再発を防ぐためには糖尿病を良くしておかなければならないということで、きちんと糖尿病の管理をしてくれる循環器内科の医師が増えているのです。

もし循環器内科を標榜している病院が通いやすいところにあれば、糖尿病を診てもらう主治医として検討してみてもよいと思います。

良い病院、良い医師を選ぶ

内科の医師を選ぶことを基本にしたうえで、良い病院・良い医師を選ぶ重要なポイントになるのが「合併症についてきちんとチェックしてくれる」ということです。

３大合併症の腎症であれば血液検査や尿検査を定期的に行って腎機能を確認してくれること、網膜症であれば必要に応じて眼科医と連携をとって検査や治療をしてくれることが大切です。

神経障害については、打腱器という器具を用いて簡単に行える検査があります。足のアキレス腱のところをポンポンと叩いて、つま先が動いたり、かかとが持ち上がったりという正常な反射があるかどうかを診る検査です。患者から「足がしびれる」などの訴えがあれば、どこの病院でもこの検査を行うと思いますが、症状がないうちから打腱器を使って検査する病院であれば、他の合併症の早期発見についてもより信頼できると考えられます。

糖尿病は、特に高血圧や脂質異常症を併発すると脳梗塞や心筋梗塞を起こす頻度が高くなるため、動脈硬化系の検査もきちんとしてくれる病院がよいと思います。具体的には、定期的に心電図をとったり、頸動脈エコーという検査をしたりする病院です。

頸動脈エコーとは、首の動脈の超音波検査のことで、動脈の壁が動脈硬化性の変化によって厚くなったり硬くなったりしていないかを比較的手軽に調べることができます。調べるのは首の動脈だけですが、全身の動脈硬化の進み方を反映するとされています。

それぞれの検査は年1回程度で十分ですが、できるだけ一通り行ってくれる病院を選びたいところです。

良くない病院、良くない医師とは

全体的に見ると、糖尿病を診療している病院のうち、8割くらいは安心してかかれるというのが私の印象です。ですから、糖尿病患者や家族にとって良くない病院・良くない医師はそんなに多くはありません。しかし、重要なことなので、どんなケースがそれに該当するか私の考えをお話ししておきます。

●診察なしで簡単に薬を処方する病院

糖尿病に限らず、生活習慣病の治療においては、生活習慣を健康的な方向に修正していく生活指導が欠かせません。じっくり時間をかけて取り組んでいくことが実は早道であり、近年の薬剤の進歩は厳格な食事制限の必要をなくし、普通の暮らしの中で良好な血糖コントロールを維持することを可能にしているとお話ししてきました。

しかし、そのことは、家族が病院で薬をもらってきて患者に飲んでもらっていれば良いというようなこととはまったく異なります。患者の生活の中での問題点を明らかにし、常に正しい方向性を示し、定期的な受診時の対話を重ねながら、スポーツにおけるコーチングのように、患者と時には向き合い、時には寄り添いながら生活習慣の修正を成し遂げてもらう（行動変容）ことが最終的に糖尿病治療を成功させるための鍵になります。

薬物療法にしても、必要な検査をしながら、薬の組み合わせの最適解を探し、多くの場合、さじ加減も繰り返していかなければ良い血糖コントロールにはたどり着けません。薬物治療は長期間にわたるため、もちろん薬の副作用にも注意が必要です。診察も検査もなしに良い結果が得られるはずなどないということは誰でもわかると思います。

ところが現実には、診察をしないで薬だけ出す病院が存在します。

患者にとってもそれが手軽で便利ということで、何となく病院・患者双方の合意のもとで薬だけ処方するやり方が定着してしまっている場合もあります。

こんなことが長期間続けられるのは、糖尿病が基本的に無症状であるが故に表面的には何の問題もないように感じられてしまうからかもしれません。本当は無症状であるからこそ診察や検査をしなければ血糖コントロールの状態を把握したり、合併症を早期発見したりなどできるはずがないのですが、一応、病院に掛かっていないわけではないのでそのままにしていたということだと思います。

しかし、車の運転に例えるならば、何のメーターもなく、外の様子も見えないような状態で車を動かし続けていれば、いずれ何かと衝突してしまったり、道路から外れて転落してしまったりするようなことが起きるのはむしろ当然ともいえるでしょう。

例えば突然物が見えづらくなったり、足がむくんできて、久しぶりに診察を受けると、他の病院を紹介されて、その時には、眼球内に出血が起きてしまっていて、長期に仕事を休まなくてはならなくなってしまったり、腎症がいつの間にか3b期を越えてしまっていて透析確定などということが起きています。もしも患者や家族のほうから「薬だけ」と要望したとしても、それを漫然と許してしまう病院は大いに問題です。

患者や家族も、「あの病院は本人が行かなくても薬を出してくれる便利な病院だ」といった捉え方ではなく、「診察も検査もせずに薬だけ出し続けるような病院は信用できない」と判断したほうが良いと思います。

●忙しくて糖尿病患者をきちんと診てくれない病院

地域の基幹病院で救急患者がどんどん運ばれてくるような医療機関だと、救急患者が飛び込んでくればそちらに対応せざるを得ないという現実があります。

そういったことが頻繁に生じる病院では、糖尿病患者は特に具合が悪くないために後回しにされたり、おざなりの診察になったりしやすい傾向があるかもしれません。忙しくてきちんと診察できなかったり、必要な相談に乗ってもらえなかったりする病院にかかっていると、糖尿病や合併症に関する疑問点や相談したいことが出てきた時にも、患者や家族から医師に聞きにくいと思います。

そういう場合には診療所で良いのでじっくりと診療してくれそうな個人の医院を紹介してもらいましょう。病院から紹介した患者であればまた何か必要が生じた時には病院でもきちんと受け入れてくれるはずです。

●担当医が短期間で変わってしまう病院

担当する医師が頻繁に変わる医療機関があります。特に大きな病院では、大学病院などから医師が派遣されていることも多く、どうしても入れ替わりが頻繁になるということがあり得ます。

担当医が変わっても、治療方針や指導方針が一貫していれば患者や家族がそれほど混乱しなくて済むかもしれませんが、医師によっては異なる治療方針を示してくる場合もあるかもしれません。そうなると、患者や家族が混乱したり、不安になったりして治療がうまくいかなくなることがあります。

また、前述した内容とは矛盾しているようですが、担当医が頻繁に変わる病院では担当医が関わる期間が短いために責任の所在があいまいになりやすく、状態が良くないにもかかわらず同じ治療が漫然と続けられてしまうケースも考えられます。

なので担当医が頻繁に変わる病院は、長年付き合う糖尿病治療のパートナーとしては避けたいものです。とはいえ、地域の事情によっては、そういう病院にかからざるを得ない場合もあると思います。

そういう場合には、特に生活や食事のやり方に関してですが、患者や家族の側がぶれずに基本的なことをしっかりやり続けることが一つの対策として考えられます。本書で紹介しているブレスロー博士の７つの健康習慣や食事についての４段のハシゴの話は、その羅針盤になり得るものです。

担当医が変わった時に例えば食事に関するアドバイスが前医とは違うように感じることがあったとしても、そのベースをきちんと持っていれば、振り回されることは少なくなると思います。

●糖質制限を勧める医師

糖質制限は、理にかなった食事療法だと考えられそうですが、食べられないものがあまりにもたくさん出てきてしまううえに、長期的には糖尿病患者にとっては弊害のほうが大きくなります。

日本糖尿病学会の『糖尿病治療ガイド』でも総エネルギーのおよそ半分を炭水化物からとることを推奨していますし、世界的に見ても糖質を極端に減らす食事のやり方は支持されていません。腎臓に負担をかけやすくなる点も要注意です。このように総合的にみれば弊害が大きい糖質制限を限られた情報を鵜呑みにして勧める医師は問題が大きいといわざるを得ません。

食事療法の指導方法には病院による多少の違いがあって当然です。しかし、糖質制限を勧める病院に関しては、健康的な生活習慣を身につけさせるという生活習慣病治療の本質ともかけ離れてくるため、やはり避けたほうがよいと思います。

●ＨｂＡ１ｃが上がると入院を勧める医師

ＨｂＡ１ｃは血糖コントロールの指標で患者の年齢や、使用している薬の種類によって目標値が変わります。

一般的には７・５％未満であれば治療はうまくいっていると考えて良いと思います。９％以上になってくると通院患者の中でも珍しい値になってきます。12％以上では夜おしっこに起きる回数が増えるなど高血糖症状も出ているでしょうし、体重減少や倦怠感などの全身状態が悪くなっていると思います。

糖尿病があっても放置していたり、治療が中断していたりするケースなどではＨｂＡ１ｃが12％以上というような状態になっているケースが珍しくなく、本人の体調も著しく悪いようなら入院治療を考慮するのは当然のことです。

ただ、治療を続けている中で9％程度の値でも入院を持ち出してくる医師には私は賛同できない考え方を感じます。具体的には「入院しなければいけない」ということを「脅し」のように使って食事などを守らせようとする考え方です。実際に入院すればＨｂＡ１ｃは下がるとは思いますが、実生活に戻れば同じことの繰り返しになってしまいます。

もちろんインスリンを始めるための入院というような明確な目的があっての入院というのであればまったく話は違うのですが、実生活の中で何とかする方法を一緒に考えてくれる姿勢がなく、「上がれば入院」というような考え方の医師は長い目で見ると良いパートナーとはいえないかもしれません。

第6章

糖尿病患者の家族にしてほしいこと、してほしくないこと

家族にしてほしくないこと①
最新の治療法など目新しい治療法を患者に勧める

糖尿病の治療において、家族のあり方は非常に大切です。そこで糖尿病の患者に対し、家族にしてほしくないこと・してほしいことをあげてみます。

家族にしてほしくないことの第一は「糖尿病に良い食べ物や目新しい治療法などを次々に患者に勧める」ことです。「野菜を最初に食べる」などもそうかもしれませんし、肉類を避ける、野菜を多くとる、糖が下がるお茶を飲む、特定の食品をとる、サプリメントを飲むといったことで、探せばどんどん出てきます。

これらは昔から流行っては廃れ、また何か新しい糖尿病に良いという情報がテレビなどで紹介されるとしばらく流行るといったことが繰り返されているのでこれからも同じような現象が続くと思います。

過去には紅茶キノコというものが糖尿病に効くと流行ったことがありましたし、有名なテレビ司会者が番組で○○が良いと勧めると、翌日お店にそれを買い求める人が殺到するといったこともありました。○○が××に良いらしいという話はとても好きな人が多く、すぐに広まりやすいようです。

そういった目新しい療法などを見つけてきて勧めるのは、一見、患者のためになりそうです。しかし、実は本当に必要な生活習慣の修正（行動変容）の妨げになるのです。

糖尿病の治療で生活上気を付けるべきことはいたってシンプルです。しかし7つの習慣の項でお話しした通り、×が付いてしまう習慣の一つひとつは誰でも容易に○にすることはできません。しかし、そこから目をそらさずに過ごしていれば、いつのまにか×が△に、そして○へと変わっていきます。行動変容は強制して起きるものではありませんが、そこを常に意識させてあげているといつか自然に起こるものなのです。

ところが、あれが良い、今度はこれを見つけたなどということで患者の意識が本当に改善すべきものからそれてしまうと、それこそ何年経っても行動変容は起きなくなってしまうのです。患者の目を常に本当に改善すべき課題からそらさないために、いろいろな情報を患者に与えることは避けてほしいと思います。私は診療中、いつもそのことに気をかけています。毎回患者と課題を確認します。変な情報に患者が惑わされていないか、脇道に進んでいないかチェックします。実行できているかいないかは特に気にしていません。行動変容は自然に起きるものですし、いつ起こるかはわからないからです。課題から目がどこかにそれていなければ良いのです。

患者のためを思うなら、むしろ逆に患者が特殊な治療法に手を出そうとした時に止める役割を果たしてほしいと思います。

「やるべきことは誰が考えても当たり前の健康的な食事と生活で、ほかのことは必要ない」という本筋をしっかり認識できていれば、患者が何か特殊な治療法に関心を持ったり、始めようとしたりした時に、「まずはハシゴの1段目なんじゃないの?」などと軌道修正できるはずです。それこそが家族に果たしてほしい役割です。

家族にしてほしくないこと②
患者に生活習慣を守らせようとする

どんな課題であってもそれを守らせようとすると、患者と家族の間に軋轢が出てきてしまいます。家族としては、「これを守らせないと良くならない。合併症が起こる」と思うからこそであるのはわかりますが、「いつかはできるようになる」と割り切って、普通に過ごしてください。実はそれが最短距離なのです。

時間は十分にあります。3年、5年といった余裕があるのです。

患者の行動変容が起きるまで、家族にはぜひ、自然な形で患者を見守ってほしいと思います。

家族にしてほしいこと①
一緒に受診する

みなさんお忙しいのでなかなか難しいとは思いますが、毎回である必要はありませんから、半年に1回程度でも患者と一緒に受診すると、現在、患者の糖尿病がどのような状態かということや、出されている薬のこと、生活面で気を付けるべきことの優先順位などがわかります。医師の治療方針も把握でき、患者と共有できます。患者と家族が治療についての情報を共有しておくことは非常に有効で、それによって治療効果が格段に高まります。

特に患者が高齢の場合は、一人で病院に来られても、普段の生活の様子を患者から聞き取ることが難しくなっている場合もあるので、家族からそれを医師に伝えると診察がスムーズに進みます。

家族にしてほしいこと②
服薬を忘れないように協力する

毎日、決まった時間に決まった薬を飲むということは、意外と大変で忘れてしまうことも起こりがちです。それを防ぐために家族の目と助言が助けになることは多いものです。特に高齢の患者の場合、家族が薬をチェックして服薬を促すことできちんと飲めるケースが少なくありません。

高齢でなくても、働き盛りで忙しいお父さんなどは、薬を飲み忘れることが多いものです。それを忘れないように家族がサポートすると、治療がうまくいきやすくなります。家族が飲むタイミングを覚えておいて「飲んだ？」といってあげたり、1週間分の薬が曜日別に入る容器に入れて目につくところに置いておいたりすると非常に役立ちます。

糖尿病の薬には、飲むタイミングが指定されている薬が多く、例えば食事の前に飲む薬や、飲んでから30分は食事をしてはいけない薬など、食事との関係が複雑な薬もあります。それだけに、飲む時に家族が協力してくれると忘れずにうまく飲める場合が多いのです。

中には、食事の本当に直前に、タイミングとしては「いただきます」と言ったあとに飲むような薬もあります。そういう薬は食卓に置いた箸の上にのせておくのもよい方法です。ご飯を食べようと箸を手にとるタイミングで薬が目に入るので、忘れずに飲みやすくなります。

現在の糖尿病治療では、服薬がたいへん重要です。家族が協力してくれてきちんと飲むことで、病状のコントロールもうまくいきやすくなります。患者の服薬状況を把握したうえで、工夫をしながらできるだけ飲み忘れがないようにサポートしてあげてください。

家族にしてほしいこと③
一緒に健康的な食生活を送り、一緒に運動する

本来糖尿病の患者に勧められる食事や運動は、誰でもやったほうがよい健康習慣です。多くの家庭では家族が患者に対し、「あなたは糖尿病だから、○○はしなければいけないでしょ」「あなたは糖尿病だけど私は違うから」というようなスタンスで接している場合もあるかと思います。

しかし、これは誤りで、糖尿病の人がやったほうがよいことは万人がやったほうがよいことです。糖尿病の人がやらないほうがよいことは万人がやらないほうがよいことです。

ですから、糖尿病患者だけにやらせるという感覚ではなく、ぜひ家族みんなで取り組みましょう。それによって、患者の孤独感はなくなり、家族で一緒に健康になれます。

家族と患者が一緒に取り組めば、患者と家族が分断されて気まずい雰囲気になったり、ケンカをしたりすることもなくなります。

運動も、家族が患者に「行ってらっしゃい」というのではなく、できるだけ時間を調整して一緒にウォーキングなどをすることをお勧めします。例えば夫婦で会話をしながら歩き、それが夫婦の大切な時間になれば、とてもよいと思います。

考えようによっては、家族の1人が糖尿病と診断されたことは、家族全員が生活習慣を見直すきっかけになります。結果的に糖尿病がうまくコントロールされるとともに、家族全員に健康習慣が身について皆で健康の維持・増進ができれば、それほど良いことはありません。

本書で紹介した4段のハシゴやブレスロー博士の7つの健康習慣を、家族で少しずつでも実行してもらえたら、そんな未来が待っています。ゆっくりマイペースで、ぜひ家族仲よく健康的な生活習慣を身につけていってください。

おわりに

私の父は糖尿病でしたので、私も糖尿病の体質を受け継いでいると思います。ですから今後、糖尿病になるかもしれないのですが、私にはそのことに関する不安はまったくありません。糖尿病になったとしても、普通にしていればよいだけだからです。食事も生活も「当たり前のことをやり、当たり前でないことはやらない」というだけなので、恐れることも困ることもないと思っています。

私の父は産婦人科の医師でした。そして母は小児科の医師でした。2人で産科小児科医院を切り盛りしてきた、まずまず仲睦まじい夫婦だったと思います。

父が糖尿病を発病したのは60歳代半ばでした。恰幅が良く、たくさん食べてもりもり働くというタイプの父でしたから典型的な2型の糖尿病だったと思います。私もすでに糖尿病専門医として働いていましたので、父の治療に協力するつもりで母に食事の資料なども提供しておきました。

ところが事件が起きました。食事を計算された量に制限されたり、一人だけお弁当を揚げ物抜きにされたりした父は、「俺を病人扱いするな。俺は糖尿病なんかじゃない！」と母に対して烈火のごとく怒ったのです。「病人扱いするな」はまだ理解できたものの、医師である父の「俺は糖尿病じゃない！」という言葉には家族全員びっくりしてしまいました。医師であっても食事を制限されるとこんなリアクションが飛び出してくるのが人間というものなのだということを思い知らされた出来事でした。

母は父の性格をよく知っていたので、少し予想はしていたかもしれませんが、私への気兼ねから最初からきっちりとやろうとしてしまったのかもしれません。それからというもの、家族は糖尿病専門医である私を含めて誰も父の「食べること」には口出しできなくなったわけですが、なんとなく家族の生活はそれまでの自由な雰囲気とは変わってしまったような気がしました。

しかし、それから数年経つと、父が食べる量は明らかに減ったようで自分でも「最近は気を付けているんだよ」などと照れ臭そうに私に話してくれたことがありました。結局父は85歳で亡くなったので20年間糖尿病を患ったわけですが、糖尿病の合併症らしきものは何も起こさずに逝きました。

世の中では、家族の一人が糖尿病と診断されたとたんに、仲睦まじかった夫婦に言い争いが生じたり、家族全体が食事を楽しめなくなってしまったりと、家族全体が大きな影響を受けてしまうということが今も起こっているような気がします。家族においては、たった1度の出来事であっても、それまでなかったような言い争いが起きてしまうと、その記憶は簡単に消えることはありません。

しかし振り返ってみれば、それはまったくもって不必要なことだったのではないかと今では思うのです。結局何も合併症を起こさずに終わったのであれば、あの出来事は余計だったと私は思っています。

その思いは、私自身が糖尿病専門医としての年月を重ねる中で、教科書に書いてある割には血糖コントロールが良くなくても合併症が意外と起きてこないものだという経験が蓄積されるとともに強くなっていきました。

私自身が得た経験と教訓を、糖尿病患者を抱える家族の人たちに伝えたい。そんな思いが、本書を書きたいと思った大きな動機です。

本文では触れませんでしたが、糖尿病の治療や生活指導で最もうまくいきにくいのは独居男性です。それも離婚や死別で奥さんと別れて一人になった男性には、もちろん全員とはいいませんが、「病気をうまくコントロールして元気に長生きしたい」という意欲そのものが希薄な傾向が見られます。何とか治療への意欲を持ってもらおうと努めるのですが、難しい場合もあります。

そんなケースに遭遇するたびに改めて思うのは、「家族こそが治療のモチベーションになっている」ということです。

病気を治療して元気になりたいというモチベーションは、単に自分の健康だけが目的になっていることは少なく、家族との幸せが前提である場合が圧倒的に多いのです。

「仕事が一段落したら夫婦でゆっくりと旅行を楽しみたい。そのために元気でいないと」だとか、「孫の成長を見守るのが何よりの楽しみ」というような家族に関わる目的意識は、治療の強い意欲につながります。特別の目的がない時でも、家族生活が幸せであれば、元気で長生きしたいという意欲は自然に湧いてくるものです。

元来は治療に向けての力の源になる家族と、糖尿病治療のために無用の諍いを起こすのは本当にもったいないことだと思います。そんな必要はまったくないことを、本書で知ってもらえたらと思います。

「糖尿病と診断されたから、食事は厳しく制限されるのだろう」
「食べるのが好きなこの人に、どうやって我慢させたらいいのだろうか」
初診の時、そんなふうに思いながら来たのであろう糖尿病患者や家族に、「糖尿病だからといって、食べてはいけないものは何もありません」と私が告げると、「えっ、本当ですか」と、陰鬱な顔をしていた患者や家族に安堵の表情が現れます。

本書を読んでくれた人たちにも、そんな安心を届けられたとしたらとてもうれしく思います。

保坂嘉之（ほさか よしゆき）

医療法人芙蓉会理事長保坂内科クリニック院長、日本糖尿病学会、糖尿病専門医。

1962年11月16日群馬県生まれ。

1969年、山梨県富士吉田市立下吉田第二小学校入学。

1975年、富士吉田市立下吉田中学校入学。

1978年、山梨県立都留高等学校入学。

1981年、群馬大学医学部医学科入学。

1987年、東京大学医科学研究所、細菌研究部入所。

同年10月、群馬大学医学部第一内科入局。

1989年、山梨医科大学大学院入学。

1993年、上野原町立病院内科医長。

1994年、米国ミシガン大学糖尿病センター留学。

1997年、山梨医科大学内科学講座第三教室医。

2001年、生活習慣病治療施設 保坂内科クリニック開業。

著書（共著）に『5分でできる糖尿病食事指導の早見表～糖尿病食から糖尿病性腎症食、透析食まで～』（南江堂）。

『「7つの習慣」で糖尿病に克つ』（キングベアー出版）。

本書についての
ご意見・ご感想はコチラ

糖尿病ファミリーブック

2024年10月23日　第1刷発行

著　者　　保坂嘉之
発行人　　久保田貴幸

発行元　　株式会社 幻冬舎メディアコンサルティング
〒151-0051　東京都渋谷区千駄ヶ谷4-9-7
電話　03-5411-6440（編集）

発売元　　株式会社 幻冬舎
〒151-0051　東京都渋谷区千駄ヶ谷4-9-7
電話　03-5411-6222（営業）

印刷・製本　中央精版印刷株式会社
装　丁　　川嶋章浩

検印廃止

Printed in Japan
ISBN 978-4-344-94837-2 C0047
幻冬舎メディアコンサルティングＨＰ
https://www.gentosha-mc.com/